WAND PILATES

für Einsteiger

ÉMILIE YANA

WAND PILATES

• In 21 Tagen ganz leicht zu mehr Kraft, Stabilität & Beweglichkeit •

für Einsteiger

50 Top-Übungen zum Sofort-Loslegen

südwest

INHALT

EINFÜHRUNG

Wand-Pilates? Was ist das denn nun schon wieder? Vielleicht hast du schon davon gehört, vielleicht ist dir der Begriff aber auch gänzlich neu. Vielleicht hast du bislang schon »normales« Pilates praktiziert und möchtest nun etwas anderes ausprobieren. Wie dem auch sei, wenn du zu diesem Buch gegriffen hast, bist du von Natur aus neugierig und mutig und möchtest eine neue Disziplin kennenlernen – super!

In diesem Buch lernst du die Vorteile von Pilates und insbesondere die positiven Effekte von Wand-Pilates kennen. Verabschiede dich von Rückenschmerzen, indem du deiner Tiefenmuskulatur etwas Gutes tust! Nimm dir die Zeit, deinen Körper zu verstehen und jeden Muskel zu spüren, der mit den entsprechenden Übungen und spezifischen Übungseinheiten gezielt trainiert wird. Ganz egal, welche Vorlieben du hast und welches Trainingslevel du hast, hier können alle mitmachen! Denn die Besonderheit von Pilates besteht darin, dass sich die Methode für jeden Körper eignet. Ob Bauch, Po, Oberschenkel oder Arme – Pilates ist ein ganzheitliches Training, das die Muskeln kräftigt, die Beweglichkeit der Wirbelsäule verbessert und dich deinen Körper noch viel tiefer erfahren und spüren lässt! Und los geht's!

TEIL 1

DIE GRUNDLAGEN VON PILATES

Pilates ist eine heute in Deutschland ziemlich weit verbreitete Sportart. Die Methode wurde aber schon während des Ersten Weltkriegs von Joseph H. Pilates entwickelt (siehe Seite 21). Mitte der 2000er erlebte Pilates schließlich einen Boom in den USA, wo Stars wie Madonna das Training praktizierten und die Vorzüge der Methode betonten. Pilates wurde sagenhaft erfolgreich und auch nach Europa und Deutschland exportiert, wo es nach einer etwas zögerlichen Anfangszeit Anfang 2010 schließlich an Popularität gewann. Pilates erfreute sich immer größerer Beliebtheit, nicht zuletzt wegen des sanften Trainings, das den Körper nicht belastet. Das soll jedoch nicht heißen, dass es einfach wäre. Denn eines kann ich dir versichern: Du wirst die Anstrengung und den Schweiß definitiv spüren und vielleicht sogar dir bisher unbekannte Muskeln entdecken! Doch die Übungen werden sich deinem Körper anpassen und du kannst dich während der Einheiten nicht verletzen.

PILATES – *was ist das?*

Die von Joseph H. Pilates entwickelte Trainingsmethode dient in erster Linie der Muskelstärkung (Bauch- und Rückenmuskulatur) und der größeren Flexibilität – sie fördert ganz grundsätzlich die allgemeine Gesundheit! **Es handelt sich um eine »posturologische« Disziplin, bei der die gesamte Körperhaltung einbezogen wird, unabhängig vom Körperbau. Deshalb ist die richtige Körperhaltung während der Übungen entscheidend, um die Effekte zu spüren. Dazu später mehr.**

DIE 5 PILATES-PRINZIPIEN

1. Prinzip: Atmung

Als wichtige Verbindung zwischen Körper und Geist ist die Atmung Bestandteil jeder Bewegung. Die Atmung versorgt die Muskeln mit Sauerstoff und steigert die Leistungsfähigkeit. Man hat nichts von den Übungen, wenn man dabei den Atem anhält.

2. Prinzip: Geist und Konzentration

Ohne Konzentration haben die Übungen nur wenig Erfolg. Deshalb ist es wichtig, die Bewegungen ganz bewusst auszuführen und die Anstrengung selbst zu kontrollieren.

3. Prinzip: Zentrierung

Jede Pilates-Bewegung geht von der Körpermitte aus, verläuft also von innen nach außen. Mit einem starken Zentrum kann der restliche Körper gestärkt und effektiv trainiert werden.

4. Prinzip: Bewegungsfluss

Die Bewegungen und Übergänge zwischen den Bewegungen sind nie abrupt, um Verletzungen vorzubeugen. Die einzelnen Übungen gehen dadurch sanft und fließend ineinander über.

5. Prinzip: Kontrolle und Präzision

Die Kontrolle zu haben, heißt, die Funktionsweise der Muskeln im Körper zu verstehen und die Kraft für jede Übung richtig einzusetzen. Präzision meint die Ausführung einer isolierten, statt einer ganzheitlichen Bewegung, die den gesamten Körper trainiert. Wenn die Übung beispielsweise darin besteht, das Bein zu bewegen, so sollen Becken und Rücken nicht mitgehen, vielmehr soll das Bein dank des stabilen Beckens und Rückens isoliert bewegt werden. Je präziser die Bewegungen, desto effektiver sind sie!

3 WICHTIGE ASPEKTE

Um die Übungen richtig auszuführen, musst du 3 wesentliche Aspekte dabei beachten:

- die Atmung,
- die richtige Körperhaltung,
- einen effizienten Bewegungsablauf, bei dem insbesondere die Körpermitte zum Einsatz kommt (im Pilates »Powerhouse« genannt).

DIE RICHTIGE *Haltung*

Am Anfang steht das Bewusstsein für deinen eigenen Körper, seine Ausrichtung und mögliche Belastungen. Auf dieser Grundlage kannst du deine Körperhaltung und damit auch deine Tiefenmuskulatur trainieren und so deinen Körper schnell und effektiv stärken. Die Vorteile werden sich auch im Alltag bemerkbar machen. Muskelverspannungen sind oft auf die schlechte Körperhaltung im Alltag zurückzuführen. Daher setzt Pilates zuerst hier an. **Wenn die Muskeln in der richtigen Position trainiert werden, wird auch die Körperhaltung dauerhaft verbessert.**

DIE RICHTIGE KÖRPERHALTUNG IM STEHEN

Unsere Wirbelsäule hat eine S-Form und besteht aus übereinanderliegenden Wirbeln. Man unterteilt sie in 3 Abschnitte:

- **die Halswirbelsäule** (7 Wirbel), die vom Kopf bis zu den Schultern reicht,
- **die Brustwirbelsäule** (12 Wirbel), die Brustkorb, Lunge und Brustbein umfasst,
- **die Lendenwirbelsäule** (5 Wirbel), die den Beckenbereich bildet.

Zu guter Letzt folgen im unteren Rückenbereich das Kreuzbein (5 zusammengewachsene Wirbel) und das Steißbein (3–5 zusammengewachsene Wirbel).

Zwar haben nicht alle Menschen die gleiche Wirbelsäule, doch haben wir alle die gleichen Muskeln, um sie zu schützen und möglichst gut auszurichten.

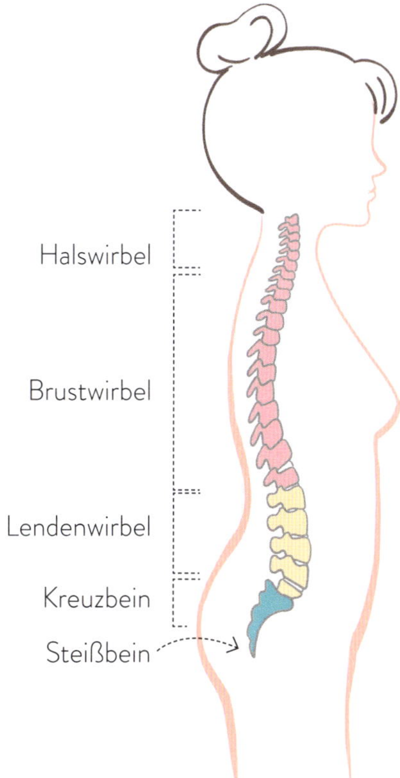

DIE KORREKTE KÖRPERHALTUNG IM AUFRECHTEN STAND

- **Ich habe ein Hohlkreuz, wenn** mein unterer Rückenbereich zu stark nach vorne gekrümmt ist und ich oft Schmerzen im Lendenbereich verspüre, wenn ich lange stehe und das Bauchmuskeltraining mir schwerfällt.

- **Ich habe einen Rundrücken, wenn** meine Schultern nach vorne gezogen sind und ich Nackenschmerzen habe. Ich kann auch ein Engegefühl im Brustkorb und eine erschwerte Atmung wahrnehmen, wenn das Brustbein stark nach innen eingezogen ist.

- **Ich habe eine ausgeglichene Haltung, wenn** ich in der Neutralstellung bin.

ÜBUNG FÜR EINE GUTE HALTUNG IM STEHEN

- Stelle dich aufrecht hin, mit leicht geöffneten Beinen und gebeugten Knien.
- Bewege dein Becken hin und her, schiebe dabei das Schambein vor und zurück, indem du die Bewegungen bewusst übertreibst ❶, ❷ und ❸.
- Wiederhole diese Übung ein paarmal. Versuche dann, eine Balance zwischen den beiden Extremen zu finden. Strecke die Beine aus, halte dabei die Beckenposition aufrecht. Das ist deine Neutralstellung, deine Wirbelsäule ist dabei weder gekrümmt noch durchgedrückt.

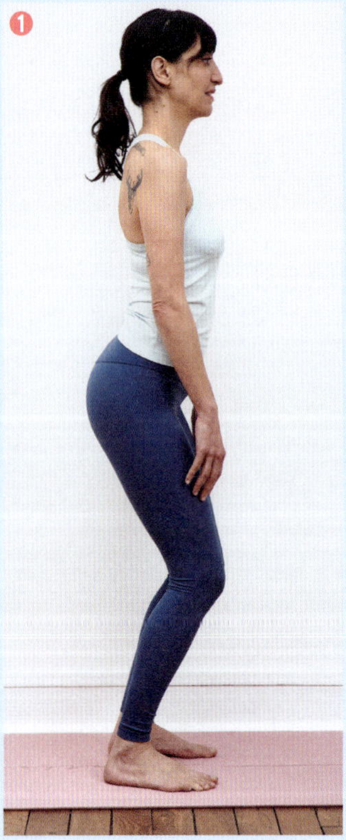

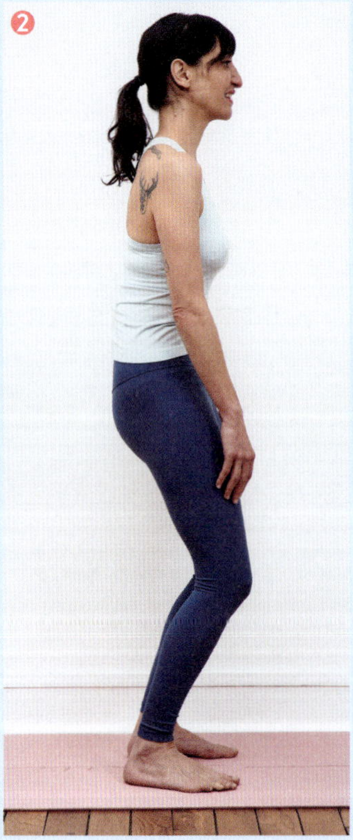

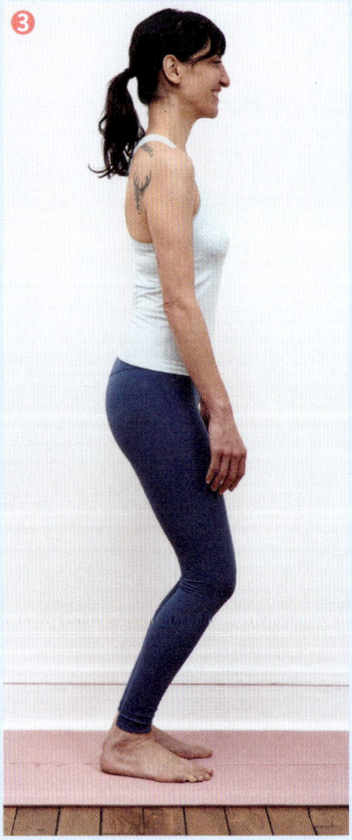

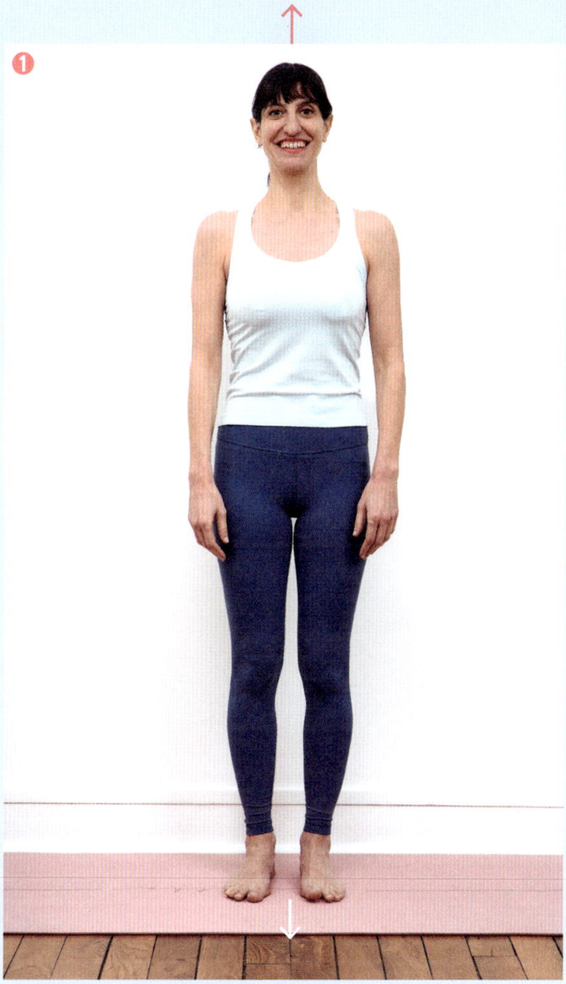

ÜBUNG FÜR EINE AUFRECHTE HALTUNG UND EINE GESTRECKTE WIRBELSÄULE

- Stelle dich aufrecht hin, die Füße hüftbreit, die Beine gestreckt und mit neutralem Becken (dein Steißbein zeigt in Richtung Boden).

- Atme ein und dehne dabei deine Wirbelsäule wie ein Gummiband: Ziehe den Hinterkopf nach oben und drücke gleichzeitig die Fersen in den Boden ❶. Spüre die Dehnung in deiner Wirbelsäule und im Bauchbereich, der Abstand zwischen Brustkorb und Schambein wird größer (Achtung: Der untere Rücken darf sich nicht wölben!).

DIE RICHTIGE RÜCKENLAGE FINDEN: TABLE TOP UND ANGEHOBENE BEINE

- Ich bin im Hohlkreuz, wenn der Abstand zwischen der Matte und meiner Lendenwirbelsäule zu groß ist und ich ein Ziehen im unteren Rücken spüre, wenn ich zu lange in dieser Position verharre.
- Mein Rücken ist zu rund, wenn meine Lendenwirbelsäule in die Matte drückt und mein Bauch vollkommen entspannt ist. In dieser Position ist das Bauchmuskeltraining wenig effektiv.
- Ich habe eine ausgeglichene Position, wenn ich in der Neutralstellung bin.

ÜBUNG ZUR AUSRICHTUNG DES RÜCKENS

- Leg dich auf den Rücken. Hebe die Beine angewinkelt an, pointe die Füße, bring die Knie auf Hüfthöhe und die Unterschenkel parallel zum Boden ❶.
- Kippe das Becken vor und zurück, ohne die Oberschenkel zu bewegen, als würdest du dein Steißbein massieren ❷ und ❸.
- Finde die ideale Zwischenposition, das Steißbein soll weder zu weit hinten (Hohlkreuz) noch zu weit vorne (Rundrücken) sein.
- Finde dein Gleichgewicht auf dem Steißbein und nimm die richtige Position für die Lenden und den Bauchbereich wahr (auch dein Bauch muss gedehnt sein).

1

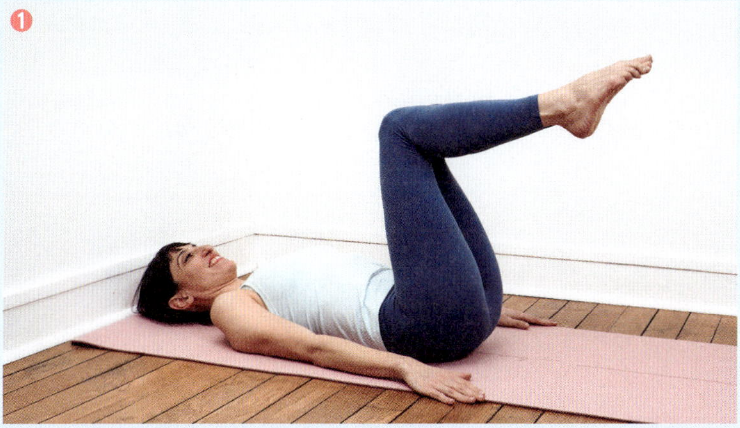

2

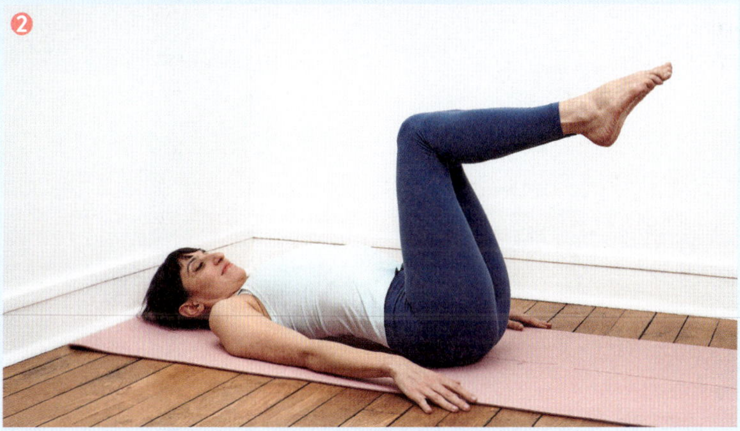

3

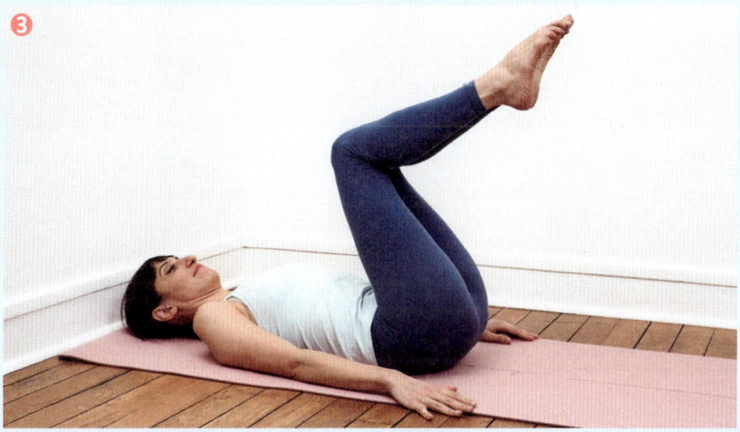

PILATES-ATMUNG

»Atmen ist das Erste, was wir im Leben tun, und das Letzte. Deshalb lerne zuerst, wie man richtig atmet.«

JOSEPH H. PILATES

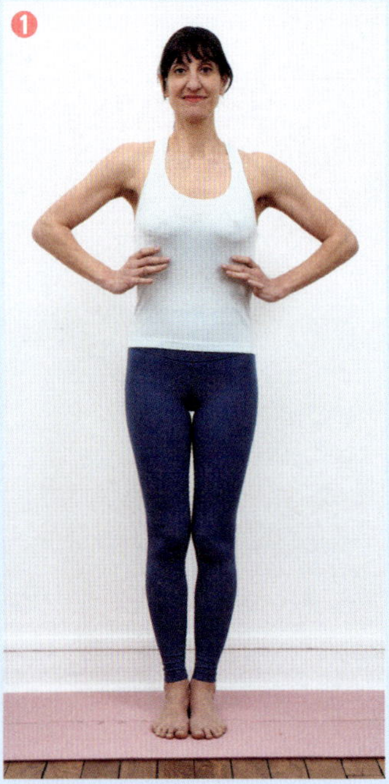

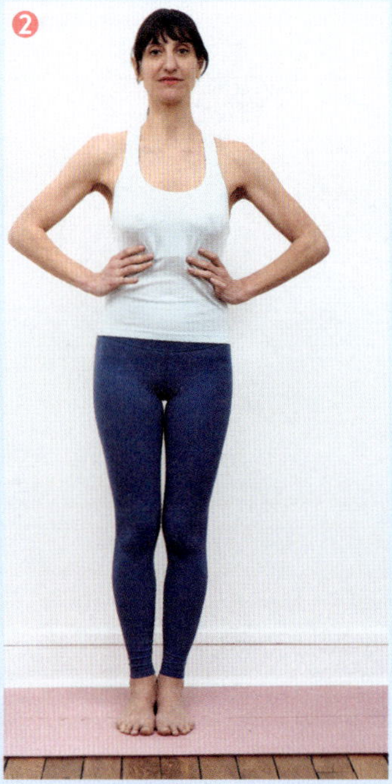

DIE BRUSTATMUNG

Sie erfolgt im Brustkorb und entsteht aus der Bewegung der Lunge.

Ähnlich einer Ziehharmonika blähen sich die Lungenflügel beim Einatmen auf und ziehen die Rippen auseinander. Beim Ausatmen entleeren sich die Lungen und die Rippen ziehen sich wieder zusammen.

- Dies kannst du mitempfinden, indem du die Hände unter deine Brust leicht schräg auf die Rippen legst.

- Beim Einatmen sollte der Abstand zwischen deinen Fingern größer werden ❶, während sie sich beim Ausatmen wieder annähern ❷.

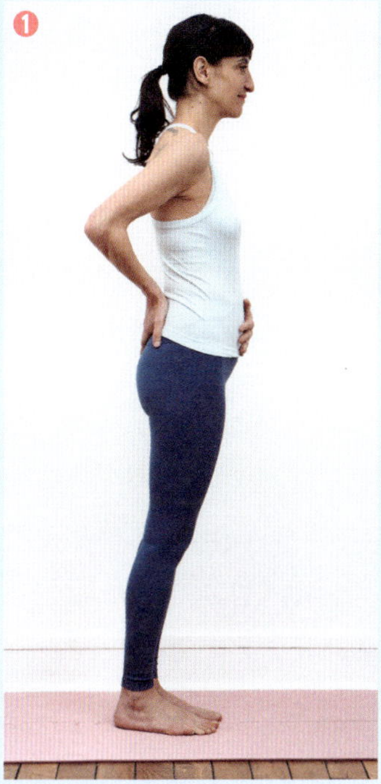

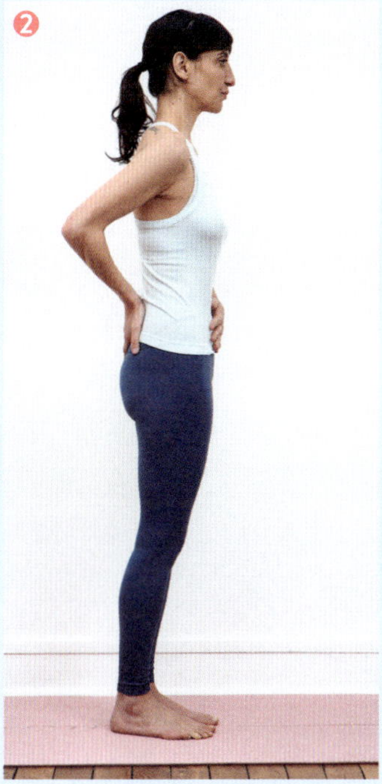

DIE BAUCHATMUNG

Sie erfolgt im Bauch und entsteht aus der Bewegung des Zwerchfells.

Beim Einatmen bläht sich die Lunge auf und das Zwerchfell senkt sich, sodass sich der Bauch entspannen kann, er wölbt sich nach vorn. Beim Ausatmen hebt sich das Zwerchfell und der Bauch wird »eingesogen«. Dabei wird der Bauchnabel Richtung Wirbelsäule gezogen, der Bauch eingezogen und die Bauchmuskeln werden aktiviert.

• Dies kannst du mitempfinden, indem du deine Hände jeweils hinten und vorn auf den Bauch legst. Beim Einatmen werden die Hände weggedrückt ❶, beim Ausatmen sollten sie sich wieder auf den Bauch senken ❷.

DIE PILATES-ATMUNG

Dabei handelt es sich um eine Kombination aus Brust- und Bauchatmung.

- Atme durch die Nase ein, sodass sich die Rippen weiten und die Bauchdecke hebt.

- Atme durch den Mund (oder die Nase) aus, indem du die Luft aus dem Bauch ausstößt, sodass sich deine Rippen wieder zusammenziehen und der Bauchnabel in Richtung Wirbelsäule gezogen wird.

DIE LANGE BAUCHATMUNG

Sie ermöglicht es, eine Bewegung bis zum Ende auszuführen und sorgt für eine größere Beweglichkeit. Sie wird in den meisten Übungen angewendet.

DIE ANREGENDE ATMUNG

Diese Atmung dient dazu, Energie und Schwung in kleinere Bewegungen zu bringen, die mehrfach wiederholt werden. Es handelt sich immer noch um die Bauchatmung, nur ist sie hier intensiver: Sie ist kürzer und dynamischer, mit gleicher Beweglichkeit.

- Stelle dich aufrecht hin. Atme 1 Sekunde lang durch die Nase aus, dabei den Bauchnabel einziehen. Atme genauso lange ein, dabei den Bauchnabel wieder entspannen.

- Wiederhole die Übung 8 Mal. Die Bauchmuskeln sollten sich spürbar erwärmen. Im Yoga heißt das »Feueratmung«.

JOSEPH HUBERTUS PILATES

Joseph H. Pilates entwickelte die Pilates-Methode Anfang des 20. Jahrhunderts. Er wurde 1883 in Deutschland geboren und war ein kränkliches Kind, das an verschiedenen Krankheiten wie Asthma, Rachitis und rheumatischem Fieber litt. Doch Joseph Pilates war entschlossen, seinen Körper zu stärken – allen gesundheitlichen Einschränkungen zum Trotz.

Er studierte und praktizierte verschiedene Sportarten und Trainingsmethoden, darunter Yoga, Gymnastik, Tauchen und Boxen. Seine Eltern waren beide Turner und dürften damit sein Interesse an Bewegung und körperlicher Betätigung maßgeblich beeinflusst haben. Seine Mutter war Heilpraktikerin und sein Vater erfolgreicher Turner. Joseph erkannte schon früh den Zusammenhang zwischen körperlicher Fitness und Gesundheit. 1912 wanderte er von Deutschland nach England aus, wo er als professioneller Boxer und Lehrer für Selbstverteidigung tätig war.

Doch dann brach der Erste Weltkrieg aus und er wurde als »feindlicher Ausländer« zusammen mit anderen Deutschen in Lancaster interniert. Während der Gefangenschaft begann er, seine Ideen und Technik für den Muskelaufbau und die körperliche Rehabilitation von Gefangenen zu entwickeln, diese erste Methode nannte er *Contrology*.

Nach dem Krieg zog er nach New York, wo er mit seiner Frau Clara das erste Pilates-Studio eröffnete. Dort unterrichteten sie Schüler aller Arten nach ihrer Methode, darunter Tänzer, Sportler und Menschen in der Rehabilitation. Einige wurden auch in Pilates ausgebildet und gaben ihrerseits die Methode weiter. Heute ist Pilates eine weithin anerkannte Trainingsmethode zur Steigerung von körperlicher Kraft, Flexibilität, Haltung und Koordination.

DIE AKTIVIERUNG *des Kraftzentrums*

Was ist das Kraftzentrum? Joseph Pilates nannte dieses energetische Zentrum das Powerhouse. Es liegt im Inneren zwischen Brustkorb und Becken im Bereich der tiefen Bauchmuskulatur und des Beckenbodens. Das Zentrum sorgt für die Stabilisierung des Beckens und der Lendenwirbelsäule, wenn diese Belastungen ausgesetzt sind – so etwa beim Tragen, beim Bücken, beim Sitzen, beim Drehen, beim Gehen, Laufen oder Springen und sogar beim Niesen. **Die richtige Aktivierung des Kraftzentrums ist der Schlüssel zu einer wirksamen Bewegung. Je stärker dein Zentrum, desto mehr Kontrolle hast du über deine Bewegungen und desto flüssiger sind sie.**

DIE BAUCHMUSKULATUR IM BLICK

Die Bauchmuskulatur setzt sich aus drei paarig angelegten zusammenwirkenden Muskeln zusammen: den geraden, den querverlaufenden und den schrägen Bauchmuskeln. Die geraden Bauchmuskeln liegen unter der Oberfläche und sind beim »Waschbrettbauch« erkennbar. Sie beginnen am Zwerchfell und reichen bis zum Schambein. Vergessen wir lieber die Crunches (»Bauchpressen«), die einen erhöhten Druck auf den Darm ausüben.

Die querverlaufenden und die schrägen Muskeln gehoren zu den tiefen Bauchmuskeln und sorgen insbesondere für Stabilität. Wir werden sie vorrangig trainieren, um die Bauchmuskulatur zu festigen.

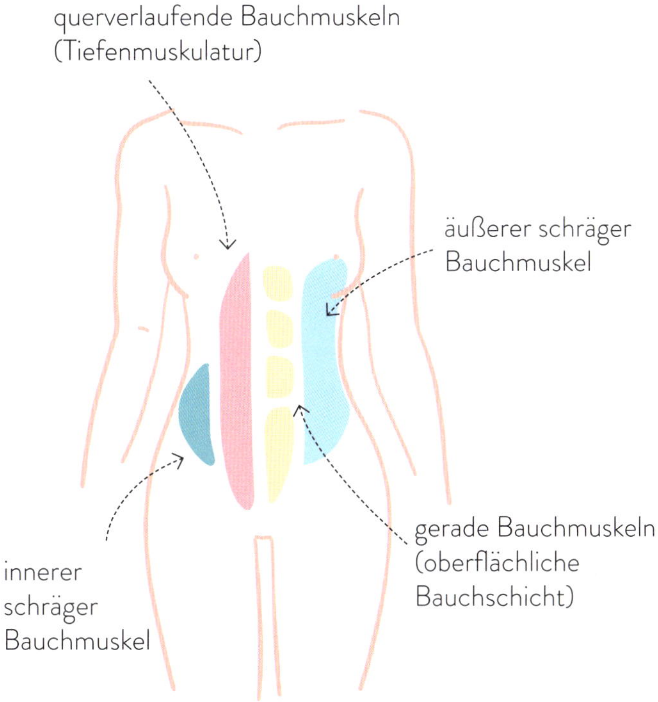

DIE BAUCHMUSKULATUR IN DER SCHWANGERSCHAFT

In der fortgeschrittenen Schwangerschaft verlieren die geraden Bauchmuskeln an Elastizität und dehnen sich, um dem wachsenden Bauch Platz zu schaffen. Dieses Auseinanderweichen der beiden Muskelstränge wird als Rektusdiastase bezeichnet. Folgeschäden aus der Schwangerschaft können durchaus bestehen bleiben, wenn die körperliche Erholung nach der Geburt nicht darauf ausgerichtet war. Nicht selten schaffen es Frauen auch Jahre nach der Entbindung nicht, ihre Bauchmuskeln wieder aufzubauen; das ist dann der berühmte »weiche Bauch«, der nicht mehr weggeht. Wenn auch du dieses Problem hast, keine Panik, denn Pilates ist genau die richtige Methode, um die Muskeln auf sichere Art wieder zu festigen.

DAS PERINEUM IM BLICK

Das Perineum ist eine Muskelgruppe, die wie eine Hängematte im unteren Becken liegt und allen Organen des Beckenbodens (Blase, Gebärmutter, Darm) Halt gibt. Es ist besonders wichtig, das Perineum zu kräftigen und zu entlasten, da es für die Sicherung der Kontinenz zuständig ist und somit beispielsweise vor Blasenschwäche schützt. Um die Muskulatur zu kräftigen, wird diese angespannt, um sie zu entlasten, sollte kein Druck ausgeübt werden, etwa wenn man beim Ausatmen nach unten presst. Durch das Aktivieren des Muskels während der Übungen wird dieser gleichzeitig gekräftigt und entlastet.

DAS »AUSATMEN MIT DEM BECKENBODEN« SOLLTE BEI JEDER AUSATMUNG UND KÖRPERLICHEN ANSTRENGUNG WÄHREND ALLER ÜBUNGEN ANGEWENDET WERDEN!

- Die Atemtechnik wurde von der de-Gasquet-Methode inspiriert. Dabei wird bei jeder Bauchausatmung der Beckenboden angespannt.
- Der Bauch wird eingezogen und gleichzeitig der Beckenboden angespannt. Das ist während der Ausführung der Übung wichtig, damit die Organe nicht stoßartig nach unten gepresst werden. Die Muskulatur wird entlastet und der Beckenboden geschont.

WAS BRINGT WAND-PILATES?

Wer hat etwas davon? Und warum?

Es gibt weder eine Altersgrenze noch besondere körperliche Voraussetzungen, um diese Trainingsmethode zu praktizieren. Du musst dir gar keine Sorgen machen, auch wenn du nicht sportlich bist oder schon ein Alter erreicht hast, über das du vielleicht nicht mehr so gern sprichst.

DIE VORTEILE: EIN FREIER KÖRPER

Die Philosophie von Pilates lässt sich wie folgt zusammenfassen: »Ein Körper, der frei von Spannungen und Müdigkeit ist, kann sich allen Herausforderungen des Lebens stellen«, so formulierte es Joseph Pilates. Wand-Pilates selbst hat viele Vorteile:

- Körperwahrnehmung entwickeln;
- Tiefenmuskulatur stärken und Körperspannung trainieren;
- Rückenschmerzen vorbeugen;
- Müdigkeit verringern;
- körperliche Verspannungen aufgrund von schlechter Körperhaltung oder schwacher Körperspannung lösen;
- Tiefenmuskulatur nachhaltig aufbauen;
- Stress und Ängste mit der Atemtechnik abbauen.

WARUM AN DER WAND?

Wand-Pilates ist ein sogenanntes **Low-Impact-Workout, das heißt, der Körper wird nur geringen Belastungen ausgesetzt**. Beim Laufen beispielsweise gibt es einen hohen Impact: Die Füße prallen ständig auf den Boden und es kann zu kleinen Verletzungen der Gelenke und Bänder kommen. Im Gegensatz dazu entstehen beim Schwimmen keine Belastungen, da der Körper vollständig ins Wasser eingetaucht ist und somit nicht auf dem Boden aufschlagen kann.

Wand-Pilates ist die perfekte Option für alle, die ein Training mit geringem Impact suchen. Nach einer Verletzung oder in der Erholungsphase kannst du mit Übungen an der Wand schneller wieder loslegen als mit einer normalen Aktivität. Auch wenn du gesund und bereits mit Pilates vertraut bist, kann du dich mithilfe der Wand noch weiter steigern, da diese **für eine größere Stabilität und somit auch für mehr Beweglichkeit** sorgt. Eine Pilates-Einheit an der Wand bietet eine Alternative zur klassischen Einheit auf der Matte. Außerdem erleichtert die Wand die korrekte Ausführung einer Bewegung sowie das Training der Tiefenmuskulatur.

Während der Trainingseinheit werden die Übungen **langsam** und **kontrolliert** ausgeführt. Die präzisen Dehnübungen beim Wand-Pilates machen die Muskeln flexibler und entlasten bei Rückenbeschwerden (Steifheit). **Die Wand dient als Stütze** und bietet mit ihrer großen Fläche mehr Stabilität. **Die Wand kann außerdem als zusätzlicher Widerstand dienen** und somit die Intensität bestimmter Übungen erhöhen.

DIE 5 BESONDERHEITEN VON WAND-PILATES

- **1. Mehr Stabilität und Gleichgewicht:** Die Nutzung der Wand als Stütze verleiht den Übungen zusätzliche Stabilität. Dies trägt zur Stärkung der stabilisierenden Muskulatur bei und verbessert das Körpergleichgewicht.

- **2. Bessere Körperhaltung: Im Wand-Pilates wird der Fokus während der Übunge**n auf die korrekte Haltung gelegt, was auch die Körperhaltung im Alltag verbessert. Dies bewirkt eine Lockerung von Muskelverspannungen und reduziert die Anfälligkeit für Rückenschmerzen.

- **3. Adaptierbar:** Wand-Pilates kann verschiedenen Trainingsniveaus angepasst werden. Es eignet sich sowohl in der Rückbildung (z. B. nach der Geburt) oder Rehabilitation (nach einer ausgeheilten Verletzung), als auch zur Verletzungsprävention und zur ganzheitlichen Körperstärkung.

- **4. Mehr Muskelkraft:** Mit Pilates-Übungen an der Wand kannst du Muskelgruppen mit dem Widerstand der Wand gezielt trainieren. Dies trägt insbesondere zur Stärkung deiner Rumpfmuskulatur sowie der unteren und oberen Extremitäten bei.

- **5. Intensität bestimmen:** Bei jeder Übung lassen sich die Anstrengung und Intensität steuern, da die Bewegung kontrolliert ausgeführt wird. Falls gewünscht, kann die Anstrengung also auch auf sichere Art erhöht werden, da die Wand eine kontrollierte Position und Haltung unterstützt.

PILATES-BASISÜBUNGEN,
bevor es »richtig« losgeht

DAS BECKEN FIXIEREN: TABLE-TOP-POSITION (»TISCHPLATTE«)

• Lege dich auf den Rücken, deine Beine sind angewinkelt und die Füße stehen auf dem Boden ❶.

• Einatmen: Ziehe das rechte Bein zur Table-Top-Position hoch, der Fuß wird dabei gepointed ❷.

• Ausatmen: Ziehe das linke Bein zur Table-Top-Position hoch und pointe dabei den Fuß ❸.

• Einatmen: Stell dein rechtes Bein wieder auf den Boden, ohne das Becken zu bewegen.

• Ausatmen: Stell dein linkes Bein wieder auf den Boden, ohne das Becken zu bewegen.

• Wiederhole die Übung 4 Mal, starte abwechselnd mit dem linken ❹ und rechten Bein. Das Becken ist dabei immer fixiert und bewegt sich nicht.

❶
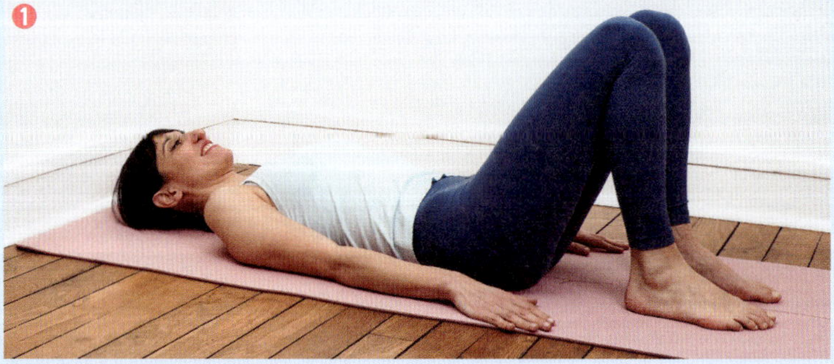

2

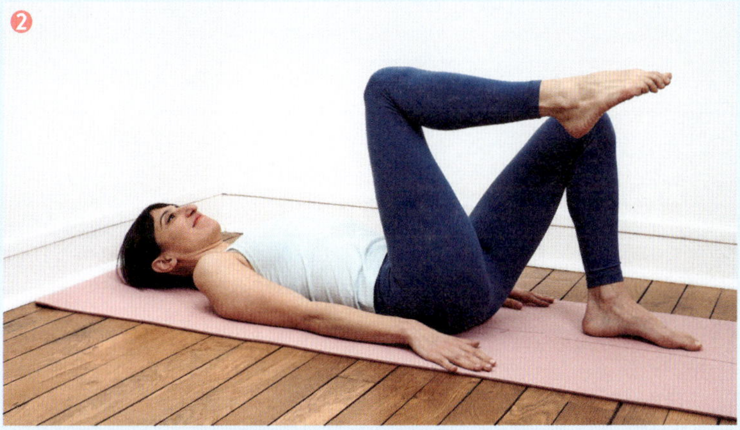

3

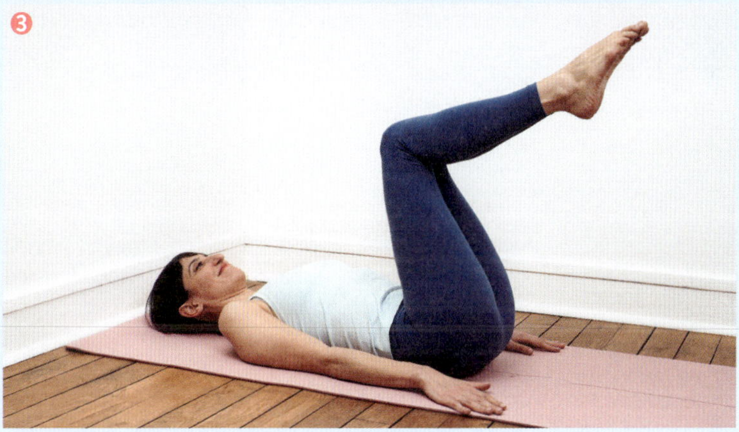

4

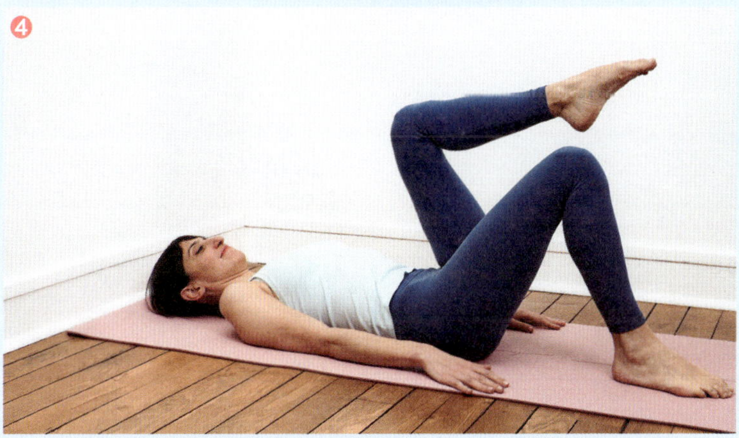

SHOULDER BRIDGE ZUM AKTIVIEREN VON OBERSCHENKELN UND PO

- Leg dich auf den Rücken, deine Beine sind angewinkelt, die Füße stehen nahe dem Po, die Arme liegen seitlich neben dem Körper ausgestreckt ❶.
- Einatmen: Strecke deinen Bauch.
- Ausatmen: Rolle das Becken nach oben auf und hebe es Wirbel für Wirbel an.
- Einatmen: Das Becken bleibt in der Luft. Ziehe die Knie nach vorne ❷.
- Ausatmen: Rolle deine Wirbelsäule wieder nach unten ab und senke das Becken. Dabei den Bauch einziehen und den Beckenboden anspannen (Bauchatmung) ❸.
- Wiederhole die Übung 4 Mal.

❶

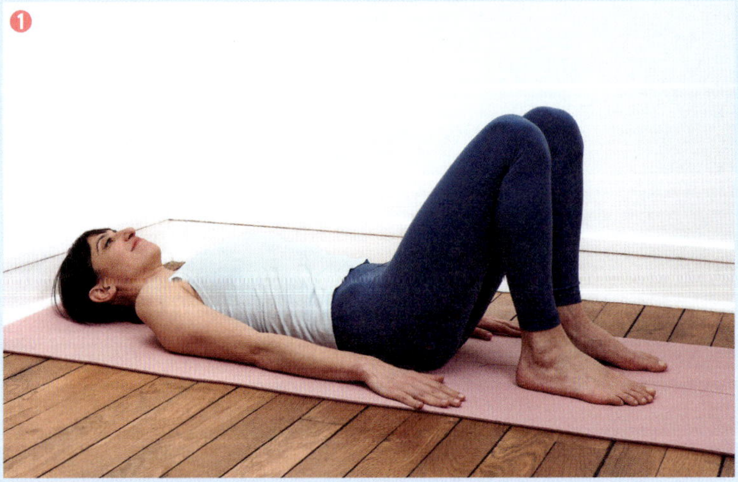

❷

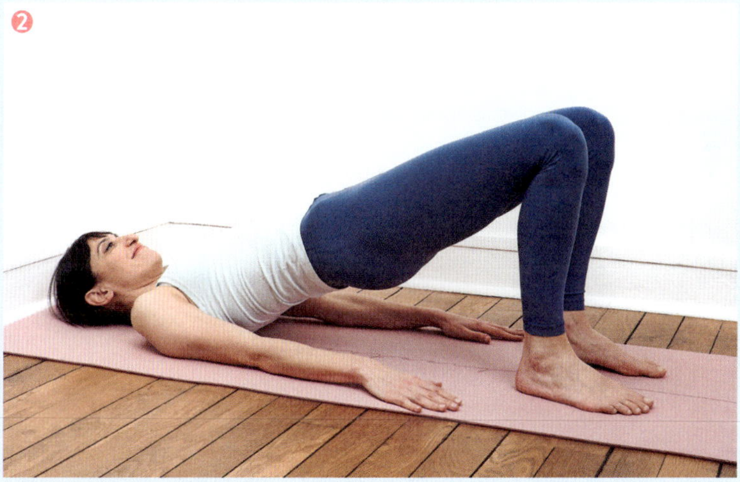

❸

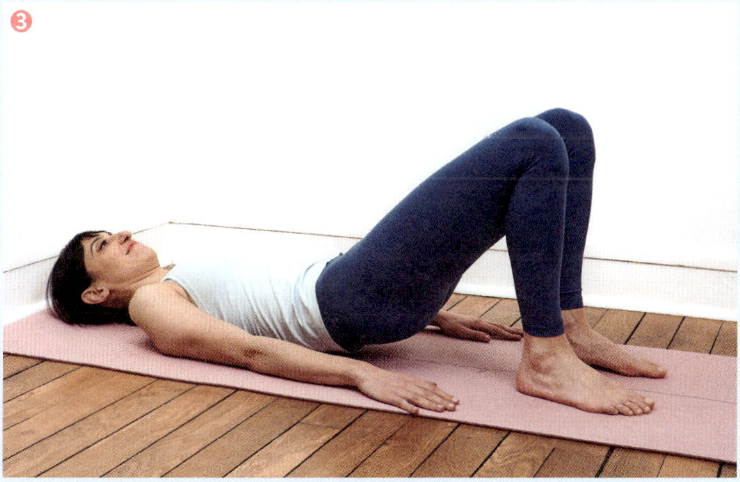

DIE TIEFE BAUCHMUSKULATUR SPÜREN

- Gehe in den Vierfüßlerstand, der Rücken ist gerade, deine Hände stehen unter den Schultern und die Knie unter der Hüfte, die Zehen sind aufgestellt ❶.
- Einatmen: Hebe die Knie 1 mm vom Boden, dabei bleiben Rücken und Becken auf einer Linie ❷.
- Ausatmen: Die Knie bleiben in der Luft. Dabei jetzt den Bauch einziehen und den Bauchnabel Richtung Wirbelsäule ziehen, ohne den unteren Rücken zu krümmen.
- In dieser Haltung wird die Bauchmuskulatur besonders stark gedehnt. Wenn du nichts spürst, versuche, deinen unteren Rücken leicht zu runden und dabei das Steißbein nach oben zu drücken.
- Halte diese Position für 3 bis 4 Atemzüge.

1

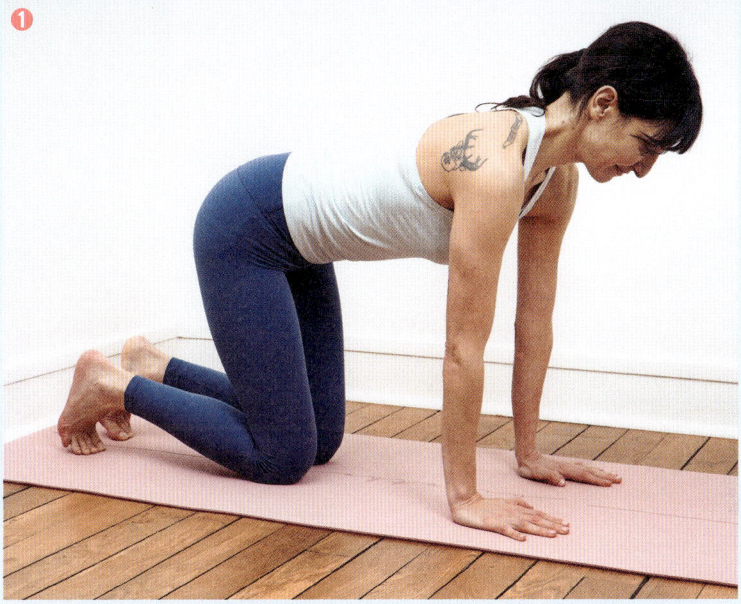

2

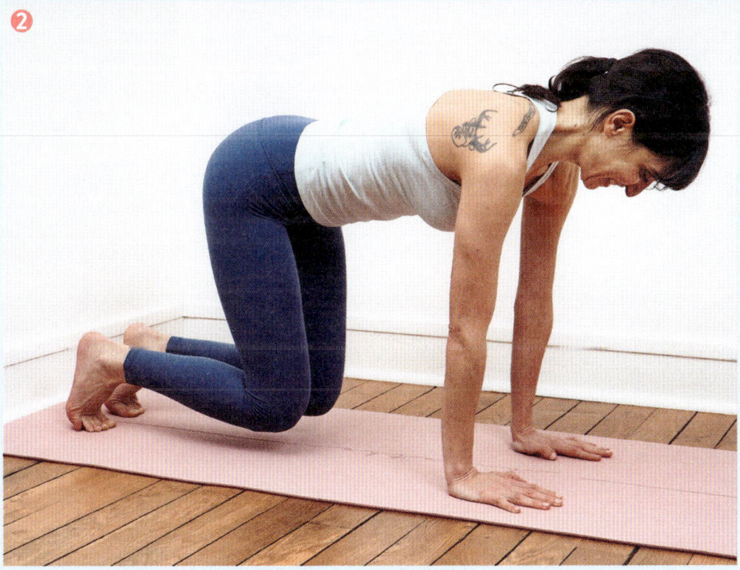

DIE WIRBELSÄULE STRECKEN, EIN- UND AUSROLLEN

- Stelle dich aufrecht hin, die Füße sind hüftbreit auseinander, die Beine gestreckt.
- Einatmen: Strecke die Wirbelsäule so weit wie möglich.
- Ausatmen: Rolle deinen Kopf Richtung Boden ein, dann beuge dich Wirbel für Wirbel so weit wie möglich nach unten ❶ und ❷.
- Einatmen: In der gebeugten Haltung bleiben und den Bauch aufpumpen.
- Ausatmen: Den Bauch leeren und dabei den Rücken Wirbel für Wirbel vom Steißbein bis zum Kopf nach oben ausrollen.
- Wiederhole die Übung 4 Mal.

Du kannst die Wirbelsäule auch im berühmten Vierfüßlerstand mit Hohl- und Rundrücken strecken (»Katze-Pferd«).

- Einatmen: Drücke deinen Rücken vom Steißbein ausgehend bis zum Kopf durch. Gehe dabei Wirbel für Wirbel vor und nicht in einem Ruck. Dein Blick ist nach oben gerichtet.
- Ausatmen: Rolle den Rücken vom Steißbein ausgehend bis zum Kopf ein. Gehe dabei Wirbel für Wirbel vor und nicht in einem Ruck. Dein Blick ist auf den Bauchnabel gerichtet, die Schulterblätter werden auseinandergezogen.
- Wiederhole die Übung 4 Mal.

❶

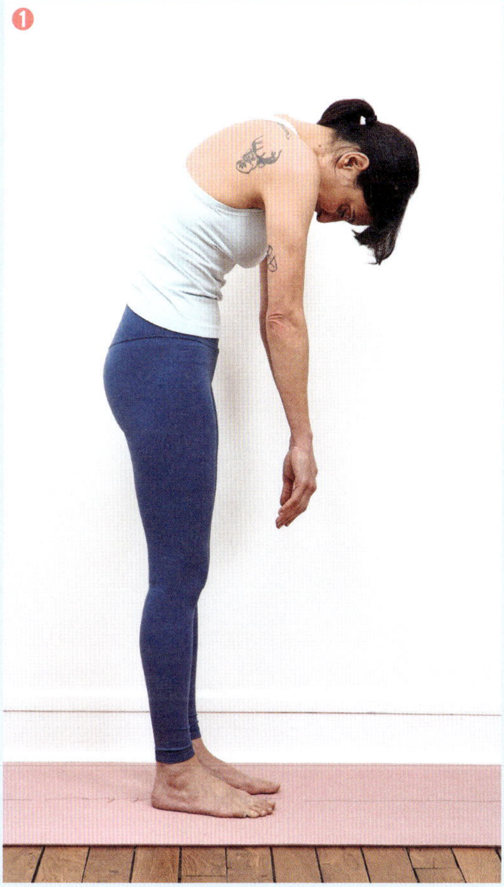

❷

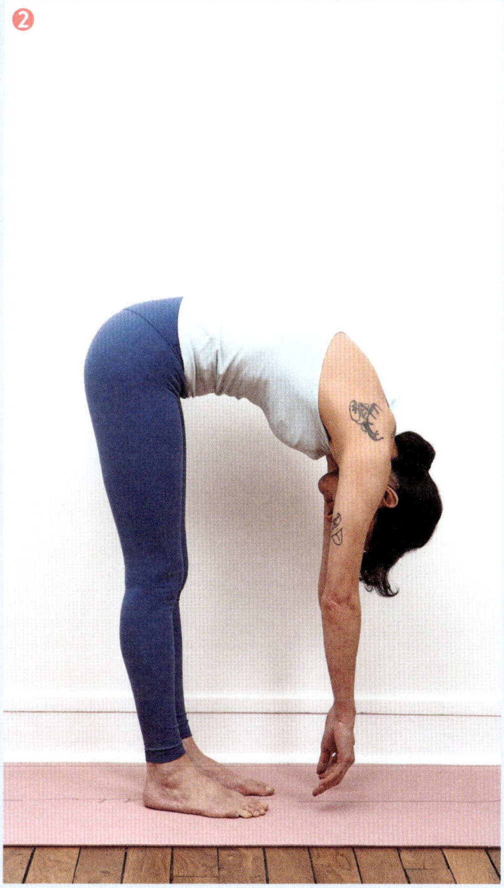

WISSENSWERTES,
bevor es mit dem Training losgeht

DIE KLEIDUNG

Wähle ein bequemes, enganliegendes Outfit, z. B. Leggings, damit du dich frei bewegen kannst. Von Vorteil ist auch ein längeres T-Shirt, das während der Übungen nicht verrutscht. Greife lieber zu natürlichen Materialien wie Baumwolle für ein angenehmes Tragegefühl – auch wenn du schwitzt.

DIE MATTE

Für Übungen an der Wand ist der Einsatz einer Matte ratsam. Hier kannst du eine Yoga- oder Pilates-Matte (dicker) verwenden.

DIE WAND

Such dir eine freie, ebene Wandfläche, an der du ausreichend Platz hast. Die Fläche darf auch etwas größer sein, damit du mehr Bewegungsspielraum hast.

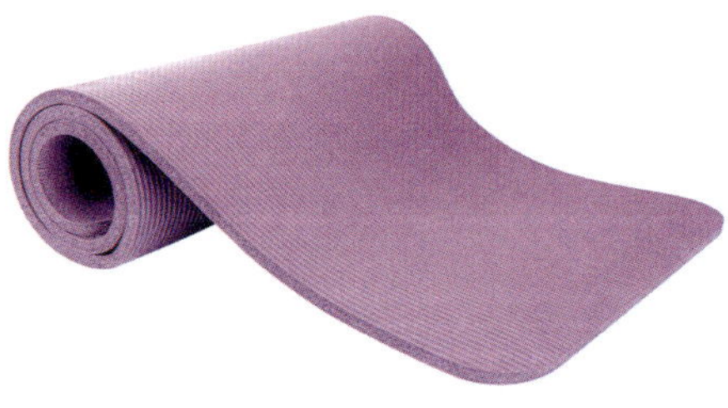

DER ZEITPUNKT

Ganz gleich, ob morgens, mittags oder abends – richte dich nach deinem natürlichen Biorhythmus. Zwinge dich nicht zu einem morgendlichen Training, wenn du dich damit nur quälst. Denn dann wirst du auch nicht davon profitieren. Stattdessen ist vielleicht eine Einheit am späten Vormittag oder in der Mittagspause besser für dich geeignet. Du kennst dich immer noch am besten. Und wenn du unsicher bist, spricht nichts dagegen, mehrere Versuche zu starten und dich dann auf den Zeitpunkt festzulegen, der dir am meisten zusagt.

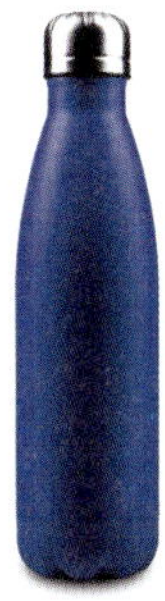

RICHTIG TRINKEN

Stell dir eine kleine Trinkflasche bereit (mit mindestens einem halben Liter Inhalt), trinke ein paar Schlucke vor dem Training, bei Bedarf zwischen den Übungen und natürlich am Ende des Trainings. Wenn dir Wasser pur zu langweilig ist, kannst du es am Vortag mit Pfefferminzblättern oder Zitrone aromatisieren. Alternativ gibt es auch fertige kalte Kräutertees zu kaufen (achte hierbei aber auf den Zuckergehalt!).

ZIELE DEFINIEREN

Übernimm dich nicht und mach dir bewusst, was du mit dem Training erreichen möchtest. Du möchtest abnehmen, dich wohler in deiner Haut fühlen oder dich vielleicht einfach nur zurückziehen und dir Zeit für dich nehmen – das sind alles gute Gründe. Du darfst dein ursprüngliches Ziel dabei nur nicht aus den Augen verlieren.

TEIL 2

EINFACHE UND WIRKUNGSVOLLE ÜBUNGEN, DIE DEN KÖRPER STÄRKEN

Einfach, aber effektiv! Wie beim Kochen braucht es manchmal nur ein paar grundlegende Zutaten, um köstliche Gerichte zu zaubern. Die folgenden Übungen sind für jeden Menschen geeignet, unabhängig von Fitnesslevel oder Alter. Mithilfe der Wand kannst du eine gesunde Haltung einnehmen und mit deiner Atmung in der Tiefe trainieren. Wenn du schon in Spitzenform bist, kannst du auch die Intensität einer Übung erhöhen oder sie einfach öfter wiederholen.

10 ÜBUNGEN
für einen starken Rücken

Rückenschmerzen sind die Schmerzen unseres Jahrhunderts. Sie treten auf als Folge falscher Bewegungen, von Muskelverspannungen, fehlender Muskelstärke, um die Wirbelsäule zu stützen, oder ganz einfach durch eine schlechte Körperhaltung im Alltag. Unsere Lebensweise wird zunehmend »sesshaft« und dass wir die meiste Zeit im Sitzen verbringen, macht die Sache nicht gerade besser (Büro, Autofahrten, Abende auf der Couch ...).
Doch es ist kein Geheimnis: Durch Dehnung und Muskelaufbau können wir den Rücken entlasten!

DIE VORTEILE VON WAND-PILATES FÜR DEN RÜCKEN

Wand-Pilates unterstützt eine gesunde Körperhaltung während der Übungen und korrigiert damit auch Haltungsschwächen. Durch eine bessere Körperhaltung werden die Belastung der Wirbelsäule verringert und Rückenschmerzen gelindert. Die Wand agiert während der Übungen als stabile Stütze. So kannst du sicher trainieren, da die Wand dir Halt und Stabilität bietet. Davon profitieren ganz besonders Menschen mit Rückenproblemen oder auch solche, die die Intensität der angebotenen Übungen noch weiter steigern möchten.

EINFACHE TIPPS ZUR ENTLASTUNG DES RÜCKENS IM ALLTAG

- Ich gehe zu Fuß oder fahre mit dem Fahrrad, statt mich ins Auto oder ein anderes Verkehrsmittel zu setzen.
- Ich nehme die Treppe statt des Aufzugs.
- Ich wärme schmerzende Körperpartien mit einer Wärmflasche oder massiere verspannte Bereiche.
- Wenn ich am Schreibtisch arbeite, mache ich mindestens einmal pro Stunde eine Pause, um mir die Beine zu vertreten und mich zu strecken.

BEI RÜCKENBESCHWERDEN

- Pilates, insbesondere Wand-Pilates, ist bei Rückenbeschwerden besonders zu empfehlen und auch mit Rückenschmerzen sehr gut durchführbar. Bei einem Bandscheibenvorfall ist jedoch Vorsicht geboten, hier sollte eine Physiotherapie zur Begleitung angewandt werden. Wand-Pilates unterstützt eine korrekte Körperhaltung während der Übungen und korrigiert damit auch Haltungsschwächen.
- Durch eine bessere Körperhaltung werden die Belastung der Wirbelsäule verringert und Rückenschmerzen gelindert. Übungen an der Wand fördern zudem die Kräftigung der Tiefenmuskulatur im Bereich der Wirbelsäule und des Bauchs. Keine Frage: Die meisten Rückenschmerzen lassen durch Bewegung und regelmäßiges Training nach.

1

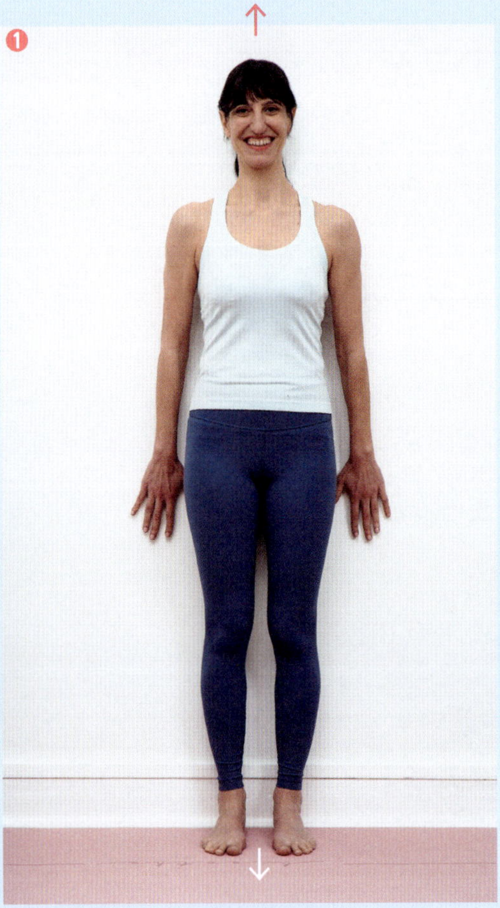

ÜBUNG 1

DIE BERGHALTUNG ZUR POSITIONIERUNG UND ZUM AUFWÄRMEN DER WIRBELSÄULE

- Stelle dich mit dem Rücken gegen die Wand, die Arme liegen seitlich neben dem Körper, die Handflächen an der Wand und die Füße stehen hüftbreit auseinander.
- Einatmen: Ziehe den Scheitelbereich des Kopfes nach oben und drücke dabei deine Fersen in den Boden 1.
- Ausatmen: Strecke die Hände Richtung Boden aus und ziehe dabei die Schulterblätter so weit wie möglich nach unten, als wolltest du den Abstand zwischen Schultern und Ohren vergrößern.
- Halte diese Position für 6 Atemzüge.

ÜBUNG 2

EIN- UND AUSROLLEN DES OBEREN RÜCKENS ZUR DEHNUNG DES HALSBEREICHS UND DER RESTLICHEN WIRBELSÄULE

- Stelle dich mit dem Rücken gegen die Wand, die Füße hüftbreit auseinander, die Arme hängen frei neben dem Körper ❶.
- Einatmen: Streck dich nach oben.
- Ausatmen: Rolle den Kopf Richtung Boden ein, dann beuge dich Wirbel für Wirbel hinab, ohne das Becken zu bewegen ❷.
- Einatmen: In der gebeugten Haltung bleiben und den Bauch aufpumpen ❸.
- Ausatmen: Die Wirbelsäule Wirbel für Wirbel gegen die Wand nach oben ausrollen.
- Wiederhole die Übung 4 Mal.

❶

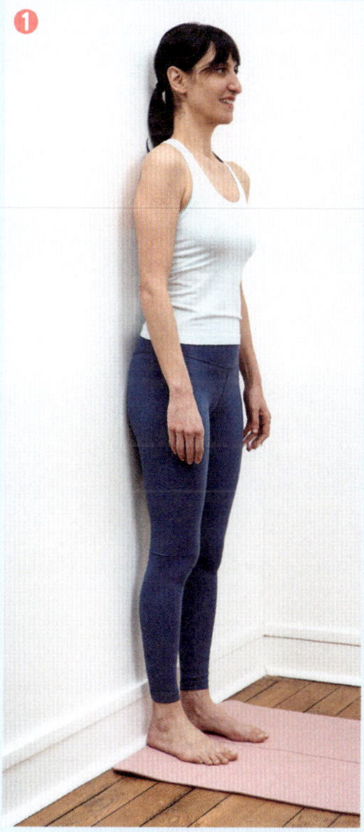

❷

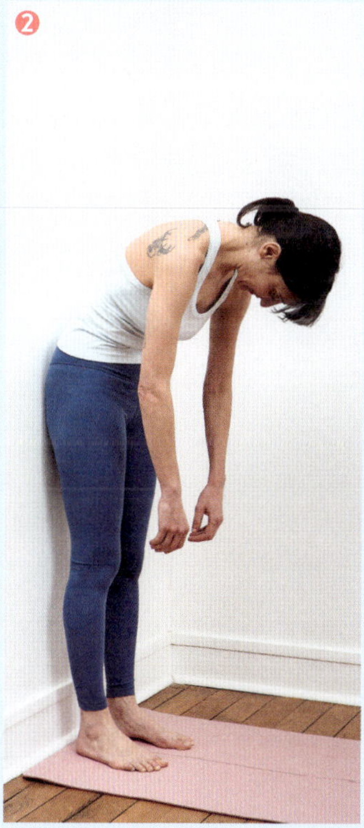

❸

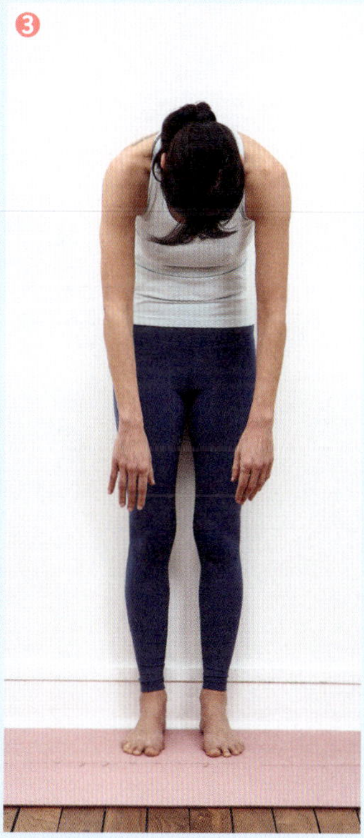

ÜBUNG 3

ARME HEBEN ZUR ÖFFNUNG DES BRUSTBEINS UND DER ERSTEN RÜCKENWIRBEL

- Stelle dich wie gehabt mit dem Rücken gegen die Wand und strecke die Arme waagerecht vor dir aus ❶.
- Einatmen: Hebe die Arme nach oben über deinen Kopf gegen die Wand ❷.
- Ausatmen: Bringe die Arme wieder in die waagerechte Position.
- Wiederhole die Übung 8 Mal.

❶

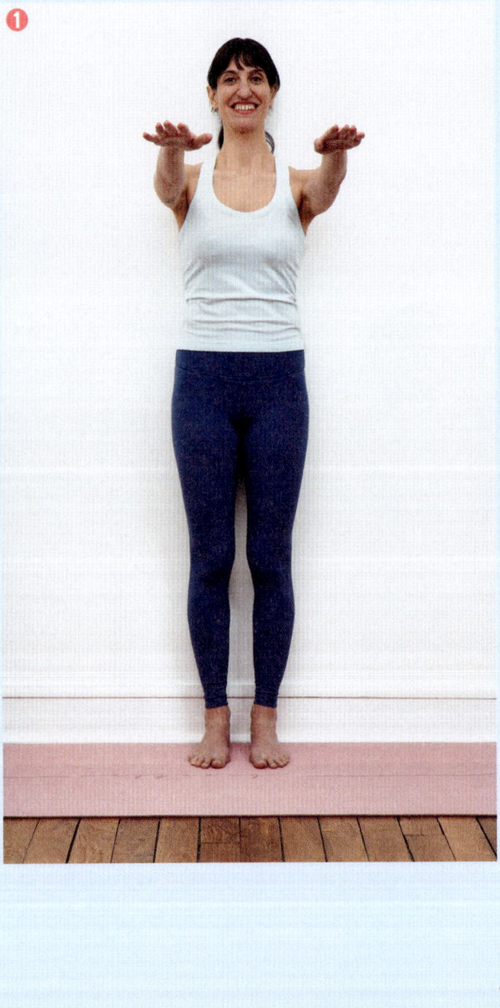

❷

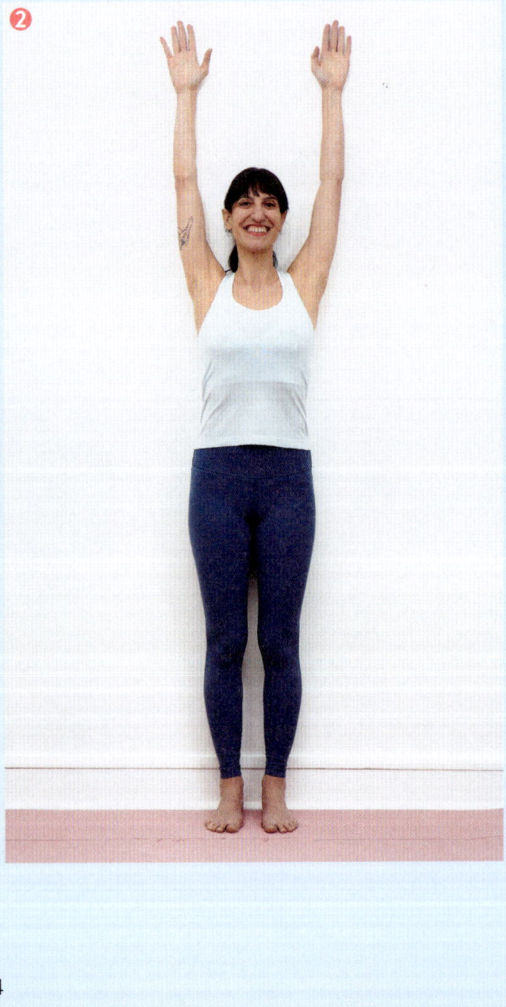

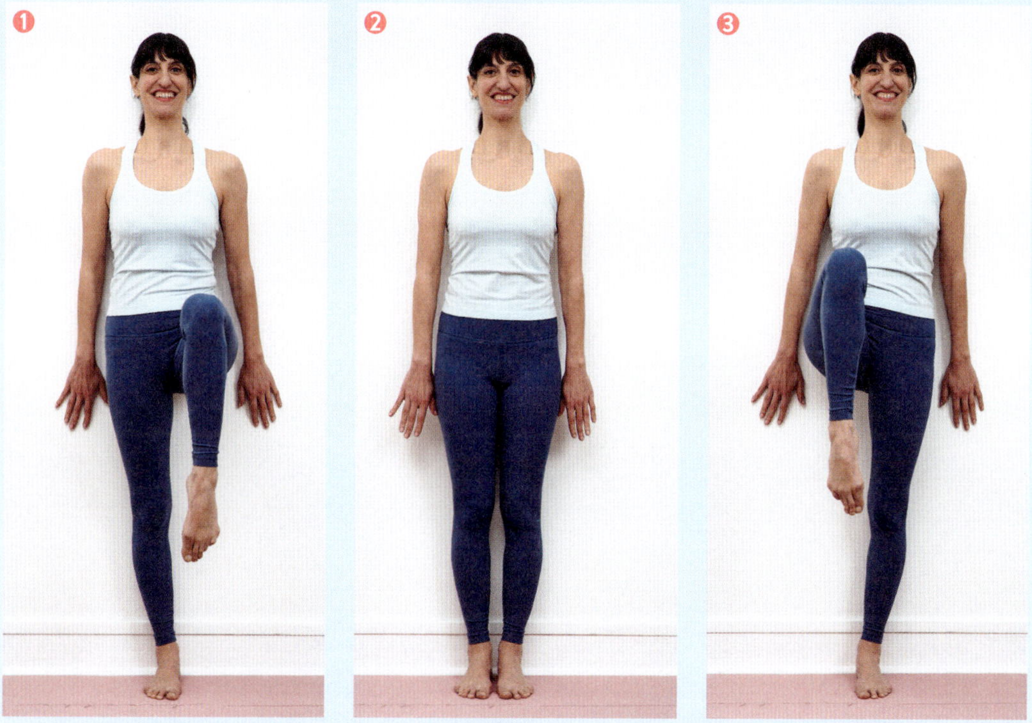

ÜBUNG 4

KNIE ZUR BRUST ZUR DEHNUNG DES UNTEREN RÜCKENS UND DES ILIOSAKRALGELENKS BEI STABILER WIRBELSÄULENPOSITION

- Behalte die gleiche Haltung bei, deine Arme liegen neben den Oberschenkeln an der Wand.
- Einatmen: Heb das linke Knie an und ziehe es zur Brust, der Fuß ist gepointed, dein Rücken bleibt an der Wand ❶.
- Ausatmen: Setz das linke Bein wieder auf den Boden und zieh dabei den Bauchnabel ein ❷.
- Einatmen: Hebe das rechte Knie an und ziehe es zur Brust, der Fuß ist gepointed, dein Rücken bleibt an der Wand ❸.
- Ausatmen: Setz dein rechtes Bein wieder auf den Boden und zieh dabei den Bauchnabel ein.
- Wiederhole die Übung 6 Mal im Wechsel.

ÜBUNG 5

KLEINE DREHUNG ZUR STÄRKUNG DES RÜCKENS UND DER SCHRÄGEN BAUCHMUSKELN

- Stelle dich mit dem Rücken gegen die Wand, deine Beine sind gespreizt und die Arme liegen waagerecht an der Wand ❶.
- Einatmen: Strecke die Wirbelsäule nach oben.
- Ausatmen: Bringe deinen rechten Arm zum linken Arm, Rücken und Becken bleiben an der Wand, zieh dabei wieder den Bauchnabel ein ❷ und ❸.
- Einatmen: Bringe den rechten Arm wieder in die waagerechte Position an die Wand ❶.
- Ausatmen: Bringe den linken Arm zum rechten Arm, Rücken und Becken bleiben an der Wand, zieh dabei den Bauchnabel ein ❹.
- Wiederhole die Übung 6 Mal im Wechsel.

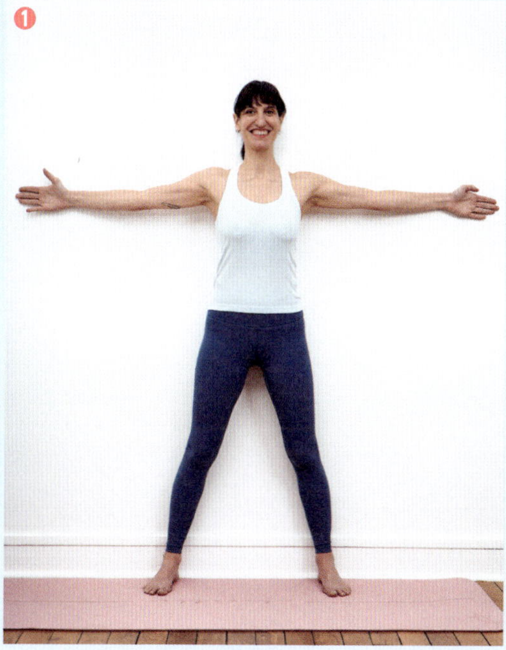
1
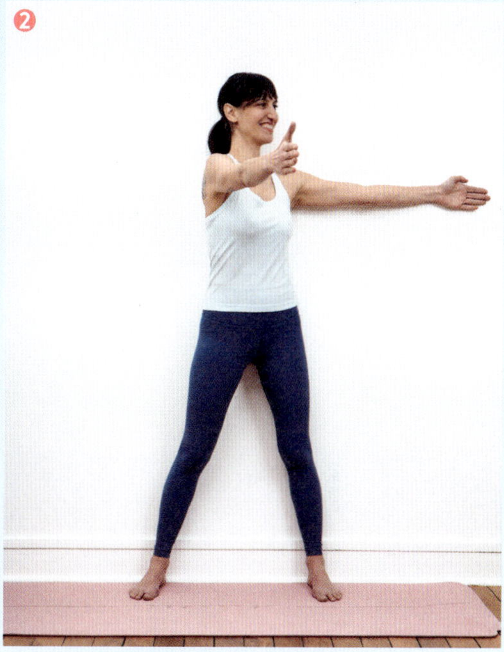
2
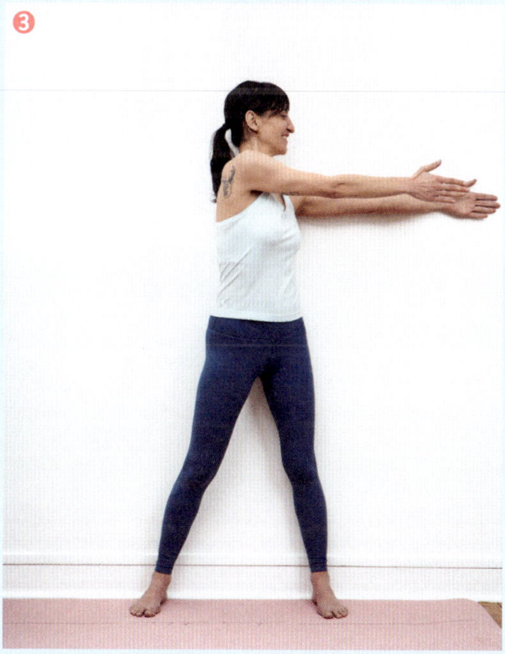
3
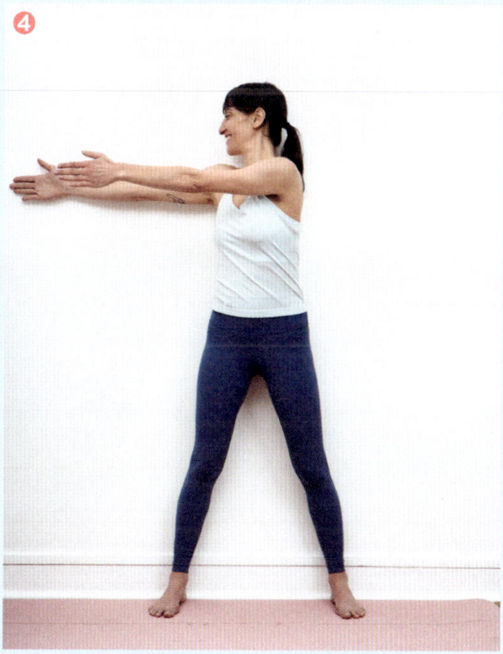
4

ÜBUNG 6

DER PLANK ZUR STÄRKUNG DER RÜCKEN- UND BAUCHMUSKULATUR

- Lege deine Handflächen auf Schulterhöhe an die Wand. Tritt mit beiden Füßen ungefähr einen Schritt von der Wand zurück und achte darauf, dass deine Fersen dabei noch auf dem Boden sind ❶.
- Einatmen: Beuge die Arme ein wenig, zieh dabei die Ellbogen zur Brust ❷.
- Ausatmen: Stoße dich von der Wand ab, bis deine Arme wieder ausgestreckt sind ❶.
- Wiederhole die Übung 6 Mal.

❶

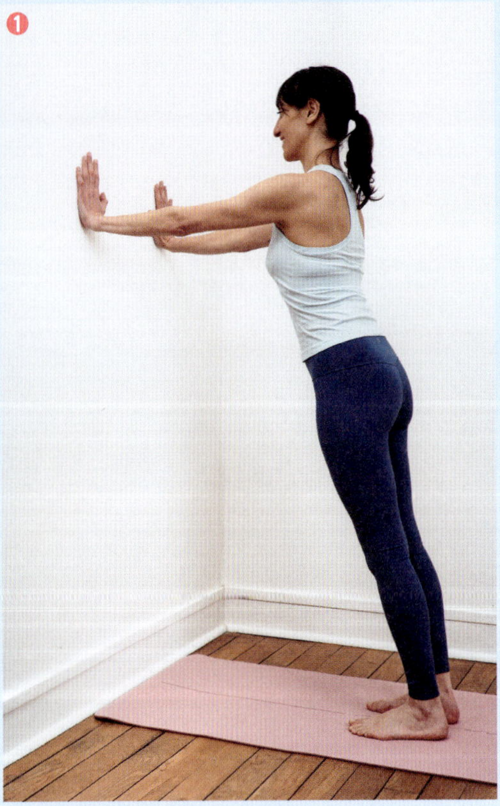

❷

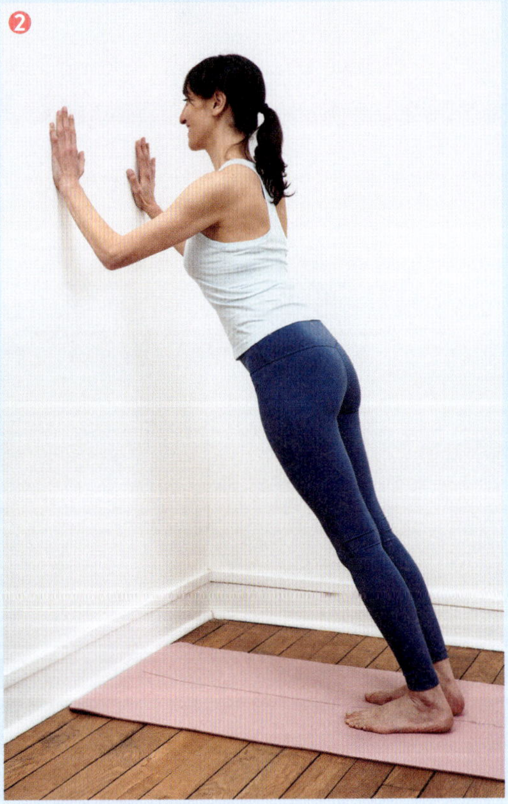

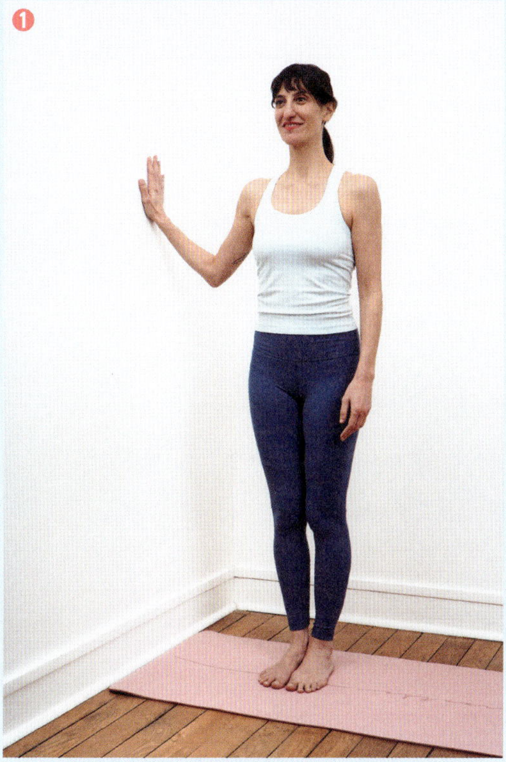

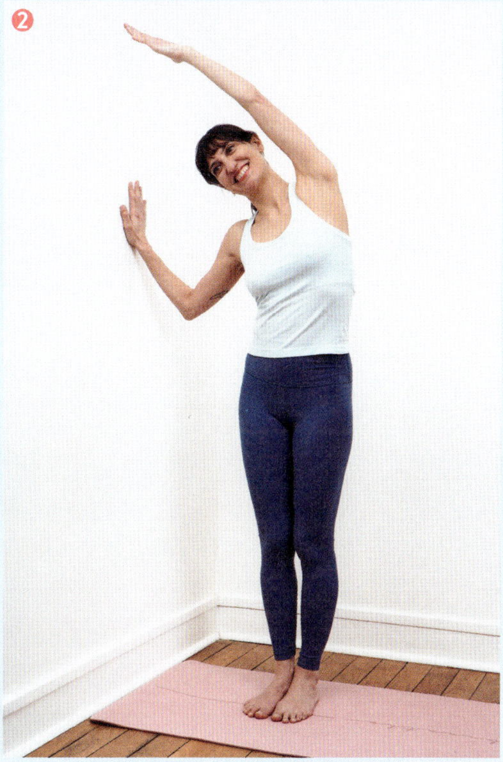

ÜBUNG 7

SEITLICHE NEIGUNG ZUR DEHNUNG DER RIPPEN UND DER SCHRÄGEN MUSKELN

- Stelle dich im Profil neben die Wand, dein rechter Arm ist abgewinkelt, die Handfläche liegt auf der Wand, die Füße stehen direkt nebeneinander ❶.
- Einatmen: Strecke den linken Arm nach oben und neige deinen Oberkörper zur Wand ❷.
- Ausatmen: Bringe den linken Arm wieder seitlich neben den Körper ❶.
- Wiederhole die Übung 4 Mal.
- Drehe dich um und führe die Übung diesmal mit dem rechten Arm aus.
- Wiederhole auch diese Übung 4 Mal.

ÜBUNG 8

DIE EINBEINIGE BRÜCKE FÜR EINE BEWEGLICHE WIRBELSÄULE

- Lege dich auf den Rücken, winkle beide Beine an, deine Füße stehen dicht an der Wand, die Arme liegen neben dem Körper. Heb das angewinkelte rechte Bein hoch und setz den flachen Fuß auf die Wand ❶.
- Einatmen: Rolle den unteren Rücken ein und hebe dabei das Becken an ❷.
- Ausatmen: Rolle deinen Rücken Wirbel für Wirbel wieder aus und lege das Becken wieder auf der Matte ab ❶. Wiederhole die Übung 5 Mal.
- Führe nun die Bewegung erneut 5 Mal aus, diesmal mit dem linken Bein an der Wand.

❶

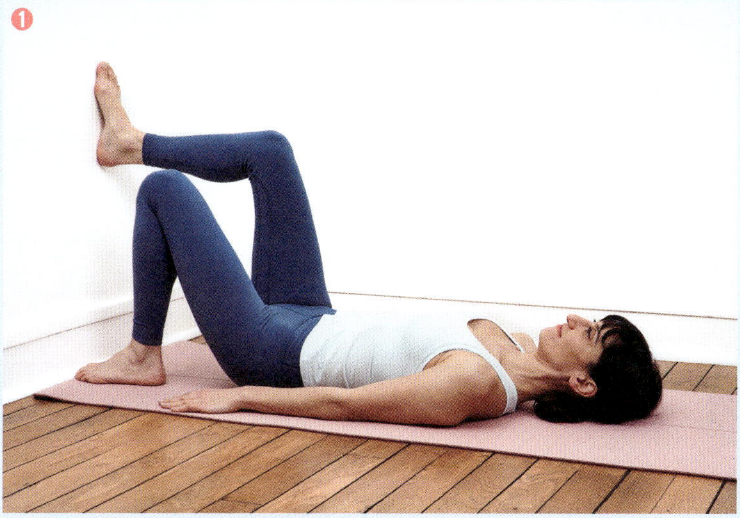

❷

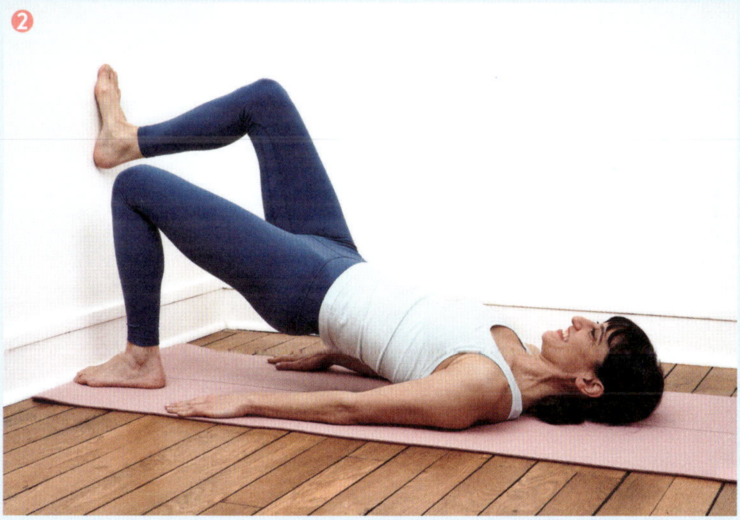

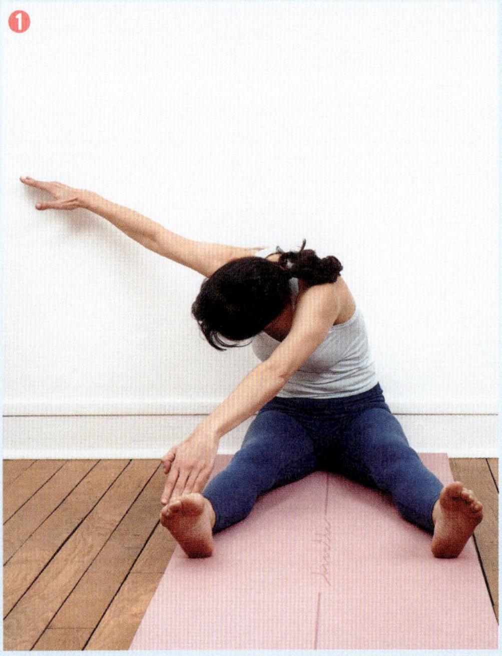

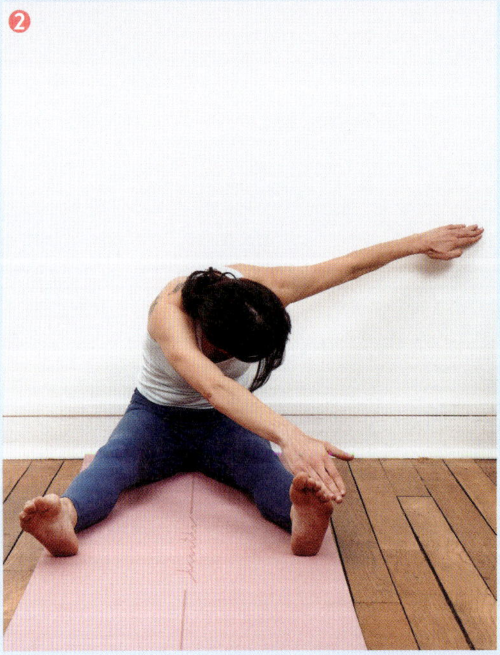

ÜBUNG 9

DIE SÄGE FÜR EINE BESSERE WIRBELSÄULENROTATION UND BEWEGLICHE SCHULTERBLÄTTER

- Setz dich mit dem Rücken gegen die Wand, deine Beine sind mattenbreit gegrätscht und die Arme waagerecht ausgestreckt.
- Einatmen: Richte den Oberkörper nach rechts aus und strecke den linken Arm in Richtung des rechten Fußes aus.
- Ausatmen: Rolle die Wirbel am Kopf und oberen Rücken ein, streck dabei den rechten Arm zum linken kleinen Zeh aus ❶.
- Einatmen: Kehre langsam in die Ausgangsposition zurück. Dann richte deinen Oberkörper nach links aus und strecke den rechten Arm in Richtung des linken Fußes.
- Ausatmen: Rolle die Wirbel am Kopf und oberen Rücken ein, streck dabei den linken Arm zum rechten kleinen Zeh aus ❷.
- Wiederhole die Übung 3 Mal.

Variante: Wenn du einen ziehenden Schmerz an den Beinrückseiten verspürst und deine rückseitige Oberschenkelmuskulatur (»Hamstrings«) steif ist, kannst du deine Knie leicht anwinkeln oder dir ein Handtuch oder ein Kissen unter den Po legen.

❶

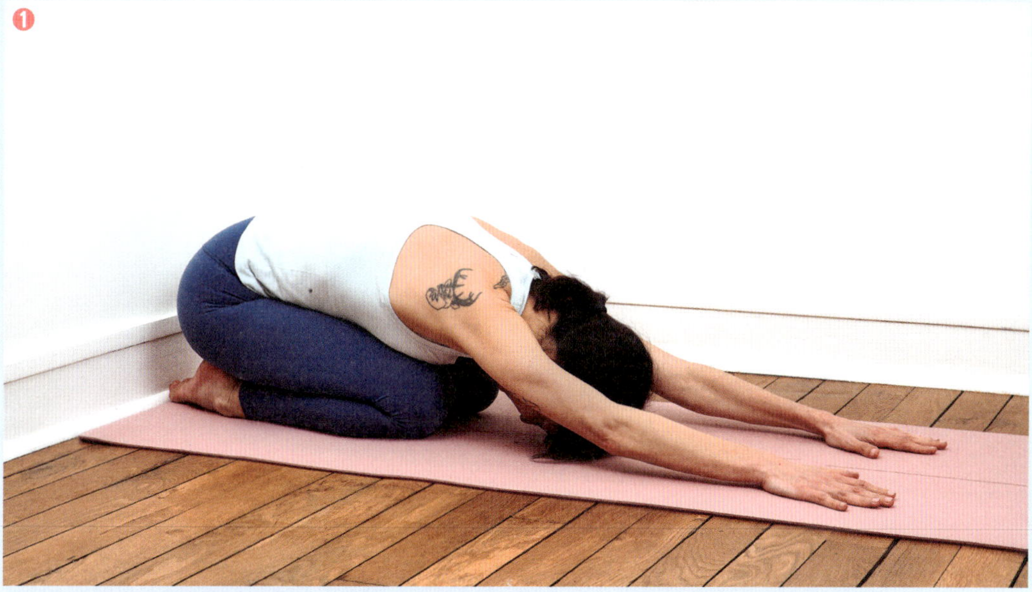

ÜBUNG 10

DEHNUNG IN DER KINDHALTUNG

• Knie dich auf die Matte, senke das Gesäß auf die Fersen ab, die Arme sind nach vorne ausgestreckt, der Oberkörper ruht auf den Oberschenkeln. Bleibe für mindestens 30 Sekunden in dieser Position ❶.

10 ÜBUNGEN
für einen flachen Bauch

Der Bauch zählt zu den Bereichen, die man an sich selbst am wenigsten mag. Zu weich, zu rund ... Häufig liegt das an mangelnder Spannung und an einer schlechten Körperhaltung. Möglicherweise haben auch Schwangerschaften dieser Körperpartie zugesetzt, sie wurde bis zum Äußersten gedehnt, ist daher jetzt schlaff und will nicht wieder so richtig flach und straff werden.

Für einen flachen Bauch sind eine **gezielte Stärkung und gute Bauchatmung** entscheidend. Die folgenden Übungen sind auf ein **gezieltes Training der Bauchmuskulatur** ausgerichtet, und zwar auf die geraden, schrägen und querverlaufenden Muskeln. Der Fokus liegt auf der Stärkung der **Rumpfstabilität** durch die Aktivierung der Tiefenmuskulatur. So sorgst du für eine gesunde Körperhaltung und beugst ganz nebenbei Rückenschmerzen vor. Die **Bauchatmung** fördert die Aktivierung des Beckenbodens und trägt so zur Stärkung dieser wichtigen Körperregion bei.

DAS GEHEIMNIS EINES FLACHEN BAUCHS

- Aktiviere deine querverlaufenden Bauchmuskeln anstatt der geraden und aktiviere den Beckenboden. Ziehe dabei deinen Bauch in die Länge, um die gesamte Bauchmuskulatur zu trainieren (vom Schambein bis zum Zwerchfell).
- Hierbei solltest du die Bauchatmung anwenden, das heißt, den Bauchnabel einziehen, um nicht die geraden Bauchmuskeln zu beanspruchen, sowie den Beckenboden bei jeder Ausatmung anspannen.

TIPPS ZUM TRAINIEREN DER HALTUNG UND DER BAUCHMUSKELN IM ALLTAG

- Wenn du sitzt, strecke dich so oft wie möglich und kippe dein Becken nach vorne. (Achte darauf, den unteren Rücken nicht zu runden, wenn du sehr lange sitzt.)
- Wenn du stehst, beispielsweise in einer Warteschlange oder in öffentlichen Verkehrsmitteln, praktiziere die Bauchatmung. Du wirst deine Bauchmuskulatur ruckzuck stärken, wenn du mit jeder Ausatmung den Bauchnabel einziehst und gleichzeitig den Beckenboden anspannst.

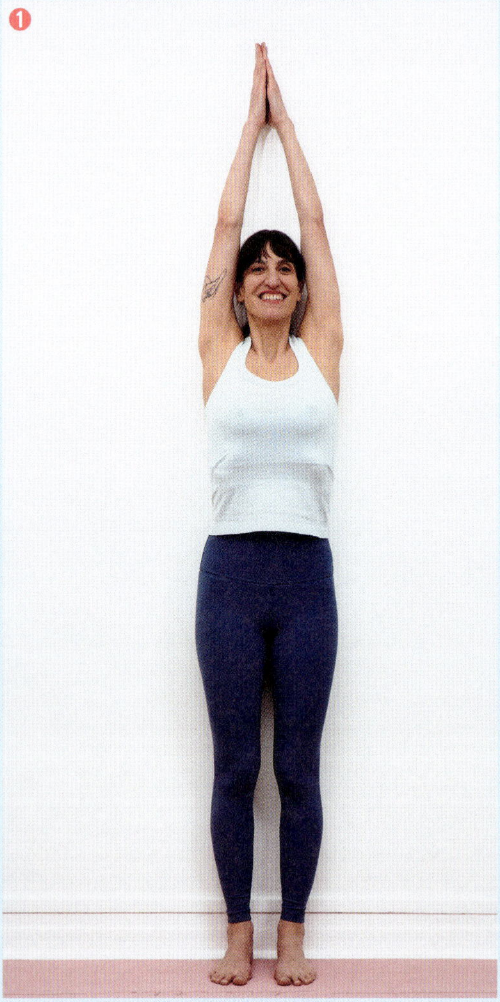

ÜBUNG 1

DER BAUM ZUR STÄRKUNG DES ZENTRUMS

- Stelle dich mit dem Rücken gegen die Wand. Strecke die Arme nach oben, wenn möglich über den Kopf, die Handflächen berühren sich ❶.
- Einatmen: Strecke dich und ziehe dabei deinen Bauch in die Länge.
- Ausatmen: Ziehe den Bauchnabel zur Wirbelsäule ein und spanne den Beckenboden an (Bauchatmung).
- Wiederhole die Übung 4 bis 6 Bauchatemzüge lang.

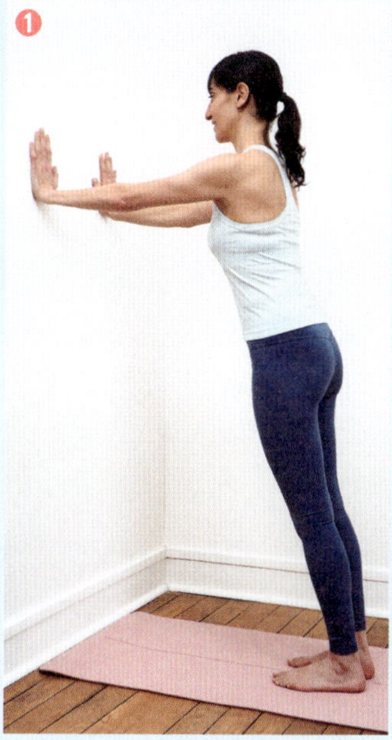

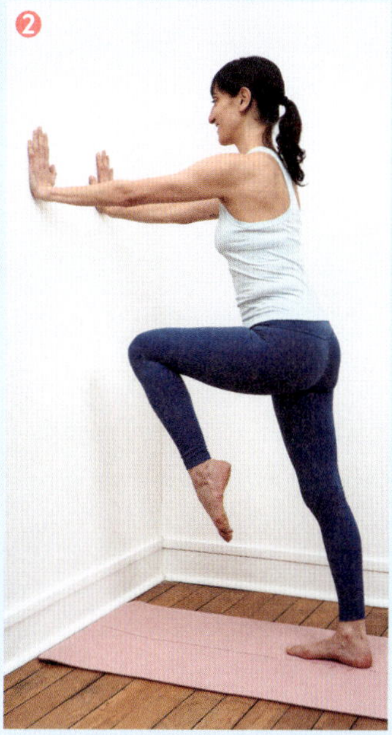

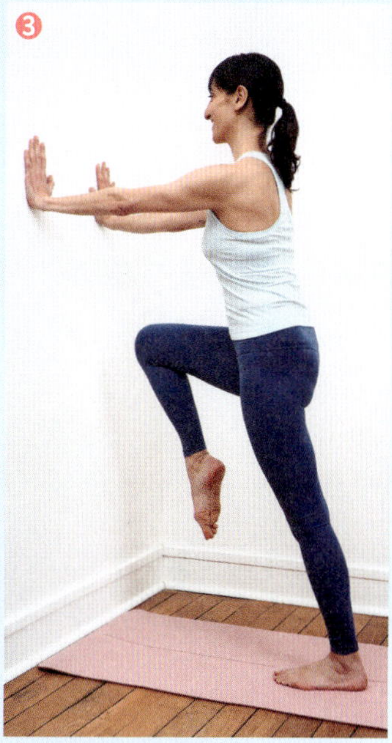

ÜBUNG 2

KNIE ZUR BRUST ZUR STÄRKUNG DER TIEFEN BAUCHMUSKULATUR

- Deine Füße stehen mit etwas Abstand zur Wand, die Handflächen liegen flach auf der Wand, die Finger zeigen zur Decke, die Ellbogen zeigen zum Boden. Der Körper ist in einer leicht diagonalen Linie ausgerichtet ❶. Die Füße stehen flach auf dem Boden (verringere den Abstand zur Wand, wenn deine Füße sich vom Boden heben). Atme in dieser Position ein.
- Ausatmen: Hebe das linke Knie Richtung Brust ❷.
- Einatmen: Stelle das Bein wieder ab ❶.
- Ausatmen: Hebe das rechte Knie Richtung Brust ❸.
- Einatmen: Stelle das Bein wieder ab ❶.
- Wiederhole die Übung 12 Mal im Wechsel.

ÜBUNG 3

BEINE NACH HINTEN PUMPEN ZUR DEHNUNG DER QUERVERLAUFENDEN MUSKELN

- Stelle dich vor die Wand, leg die Handflächen auf Schulterhöhe an die Wand, die Füße stehen direkt nebeneinander ❶.
- Einatmen: Strecke das rechte Bein nach hinten aus, um die Bauchmuskeln zu dehnen ❷.
- Ausatmen: Bringe das rechte Bein wieder neben das linke Bein.
- Einatmen: Strecke das linke Bein nach hinten aus, um die Bauchmuskeln zu dehnen ❸.
- Ausatmen: Bringe das linke Bein wieder neben das rechte Bein.
- Wiederhole die Übung 4 Mal.

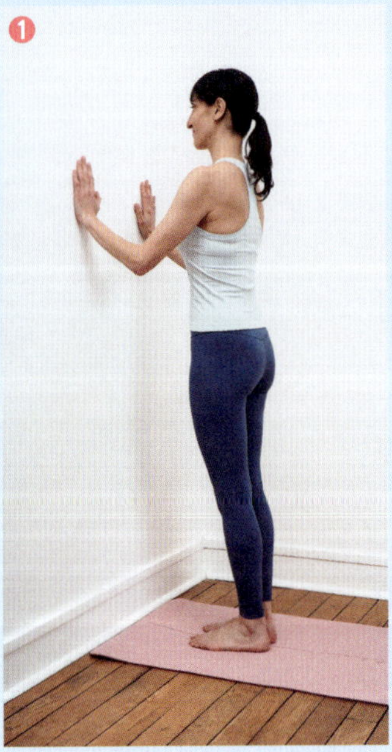

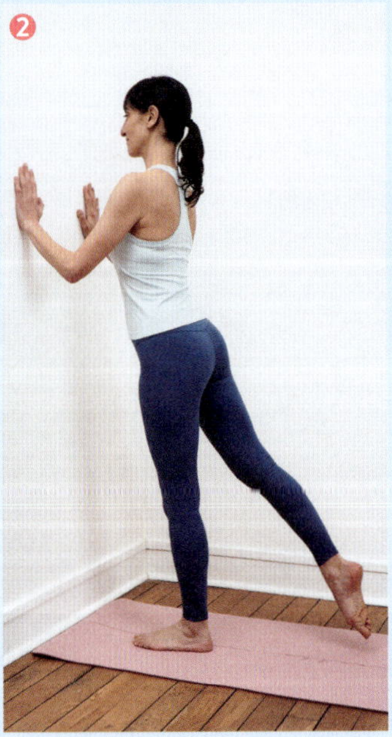

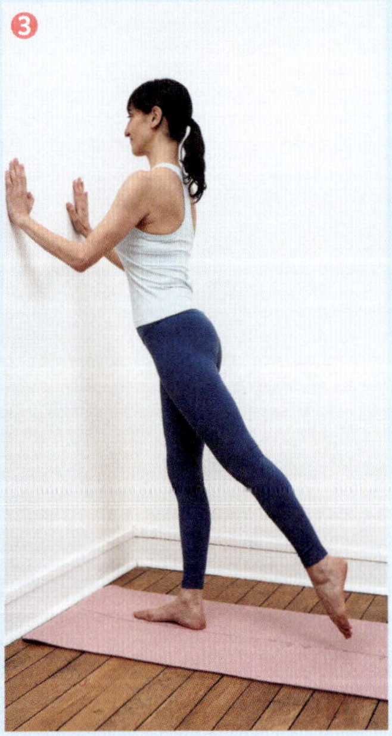

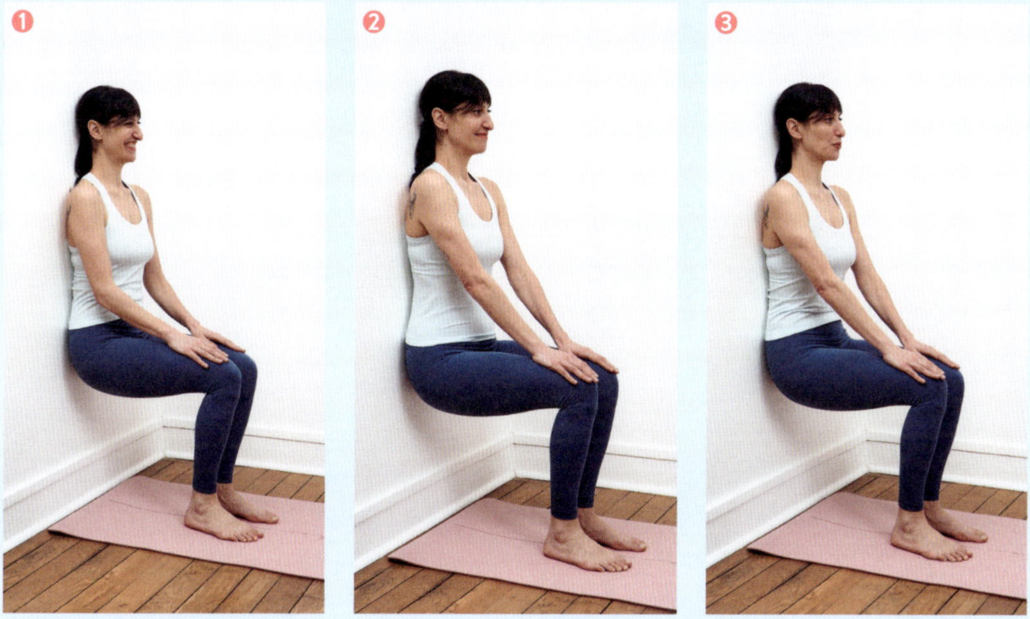

ÜBUNG 4

WAND-SITZEN ZUR STÄRKUNG DER TIEFEN BAUCHMUSKULATUR

- Stelle dich mit dem Rücken gegen die Wand und gleite nach unten in die Hocke, als säßest du auf einem Stuhl.
- Rücken und Bauch sind gestreckt. Dein Hinterkopf lehnt auch an der Wand, um die Halswirbel zu dehnen. Die Schultern sind entspannt, die Hände liegen auf den Knien ❶.
- Halte diese Position für 6 Bauchatemzüge, bei jeder Ausatmung wird der Beckenboden angespannt ❷ und ❸.

ÜBUNG 5

THE HUNDRED ZUR STÄRKUNG DER BAUCHMUSKULATUR

- Lege dich mit etwas Abstand von der Wand auf den Rücken, die Beine sind im 90°-Winkel in der Table-Top-Position, die Füße stützen sich auf der Wand ab, die Arme liegen seitlich neben dem Körper ❶.
- Einatmen: Strecke den Bauch, bleibe dabei liegen.
- Ausatmen: Rolle den Kopf ein und hebe den Oberkörper mit den Armen auf Schulterhöhe an. Dabei sollen die Lendenwirbelsäule stabil und die Schultern tief bleiben ❷.
- Einatmen: Führe mit den Armen 5 Pumpbewegungen aus, der Oberkörper bewegt sich nicht, die Arme sind gestreckt (anregende Einatmung, siehe Seite 20) ❸ und ❹.
- Ausatmen: Führe mit den Armen 5 Pumpbewegungen aus, der Oberkörper bewegt sich nicht, die Arme sind gestreckt (anregende Ausatmung).
- Wiederhole die Übung 10 Mal (das ergibt 100 Sätze, wie der Name schon vermuten lässt).

❶
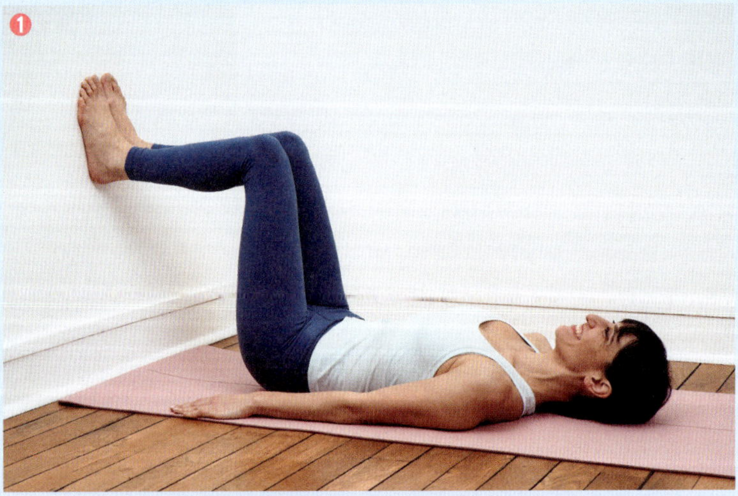

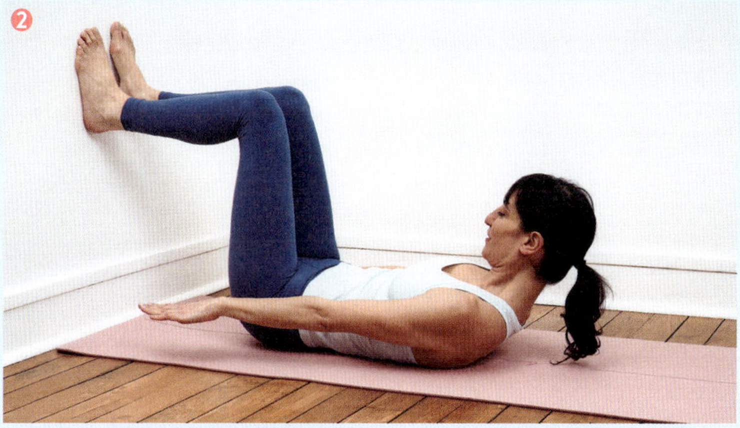
2

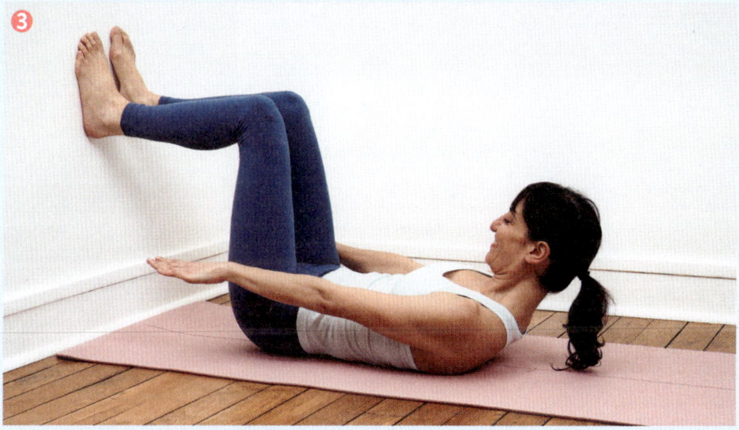
3

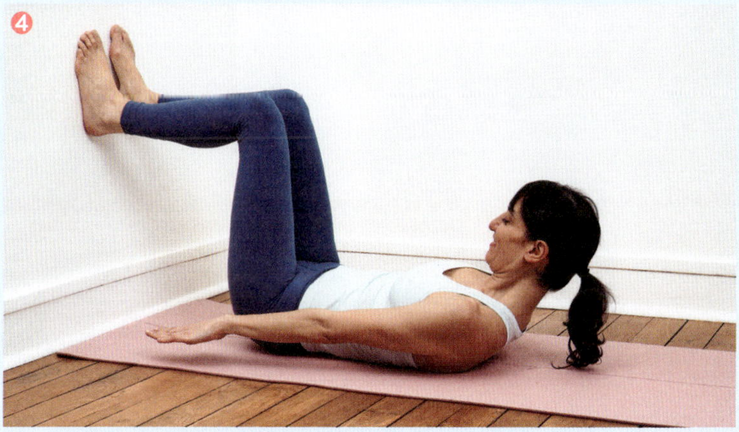
4

ÜBUNG 6

CRISS CROSS ZUR AKTIVIERUNG DER SCHRÄGEN BAUCHMUSKULATUR

- Lege dich auf den Rücken, die Beine sind im 90°-Winkel in der Table-Top-Position, die Füße stützen sich auf der Wand ab. Deine Hände sind im Nacken verschränkt, die Ellbogen zeigen nach außen ❶.
- Einatmen: Hebe den Kopf und die Schultern an, die Ellbogen zeigen weiter nach außen ❷.
- Ausatmen: Bringe den rechten Ellbogen in Richtung des linken Knies, Beine und Becken bewegen sich dabei nicht ❸.
- Einatmen: Bringe den Oberkörper wieder in die Mitte, der obere Rücken bleibt angehoben ❷.
- Ausatmen: Bringe den linken Ellbogen in Richtung des rechten Knies, Beine und Becken bewegen sich dabei nicht ❹.
- Wiederhole die Übung 6 Mal

❶
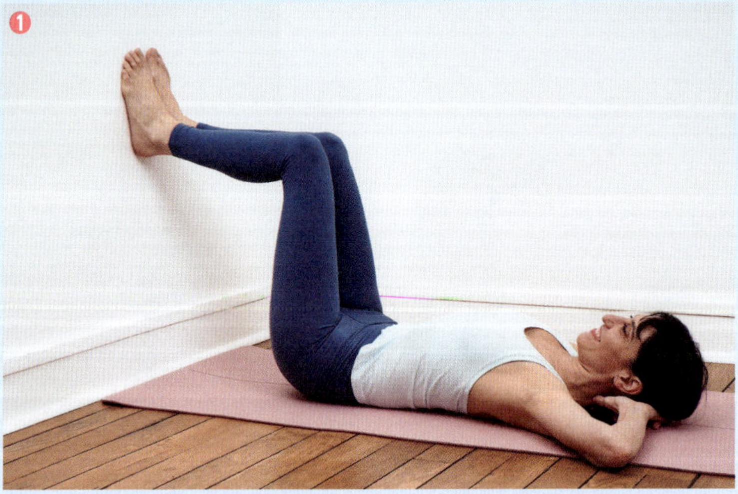

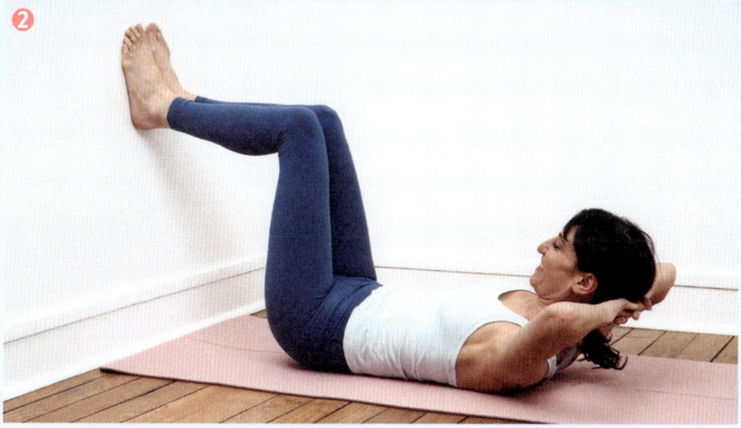
2

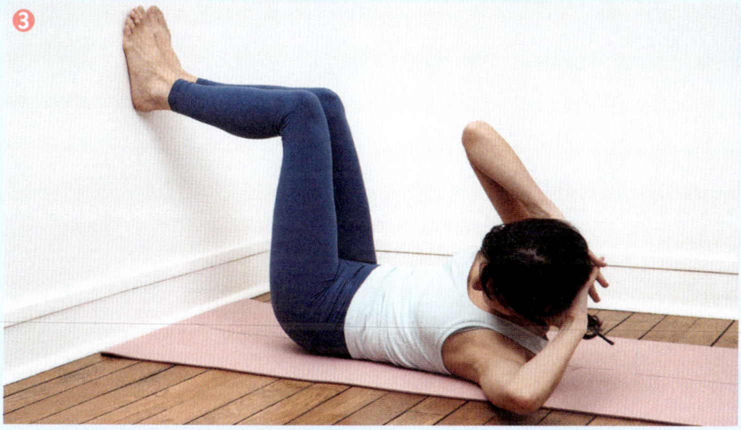
3

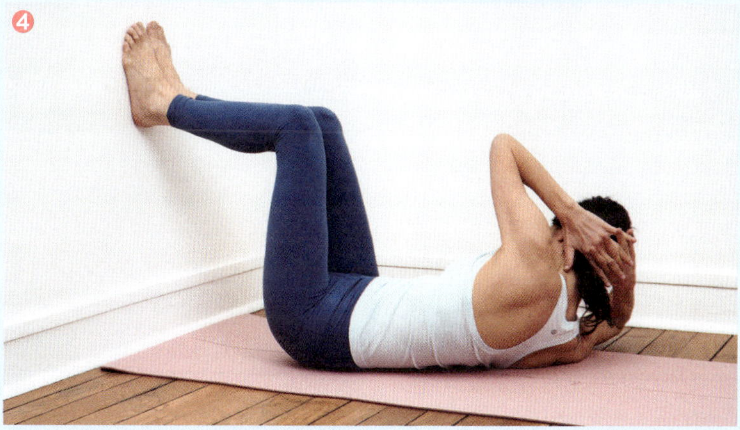
4

ÜBUNG 7

SPINE STRETCH FORWARD AN DER WAND ZUR DEHNUNG DES RÜCKENS UND STABILISIERUNG DES BECKENS

- Setz dich mit dem Rücken gegen die Wand, deine Beine sind gestreckt und mattenbreit gegrätscht. Die Arme sind mit den Handflächen nach unten nach vorne ausgestreckt und parallel zum Boden ausgerichtet, die Füße sind geflext (deine Zehen zeigen nach oben und ziehen zu dir) ❶.
- Einatmen: Rolle den Rücken ein, bis dein Blick auf die Matte fällt. Ziehe die Arme nach vorne und dabei die Schulterblätter nach oben. Das Becken bewegt sich dabei nicht und bleibt gerade ❷.
- Ausatmen: Ziehe den Bauchnabel ein und rolle den Rücken Wirbel für Wirbel gegen die Wand aus, zieh dabei die Schulterblätter nach unten ❸.
- Wiederhole die Übung 4 bis 6 Mal.

Variante: Wenn du einen ziehenden Schmerz an den Beinrückseiten verspürst und deine rückseitige Oberschenkelmuskulatur (»Hamstrings«) steif ist, kannst du deine Knie leicht anwinkeln oder dir auch ein Handtuch oder ein Kissen unter den Po legen.

❶
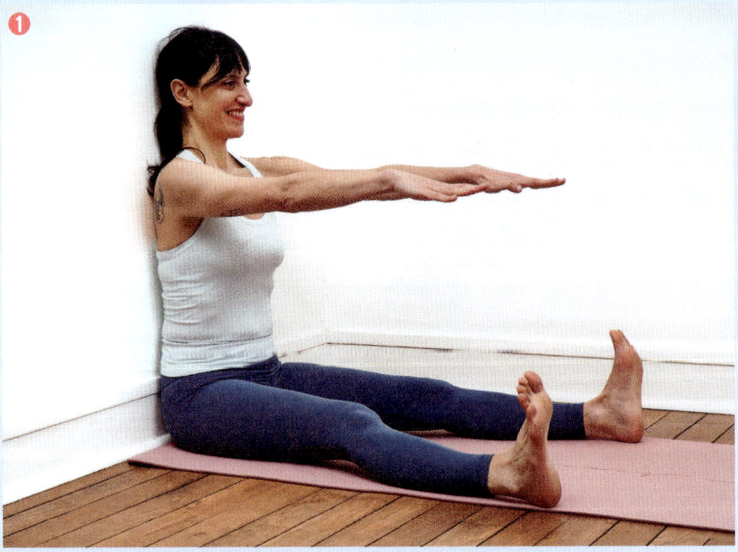

2

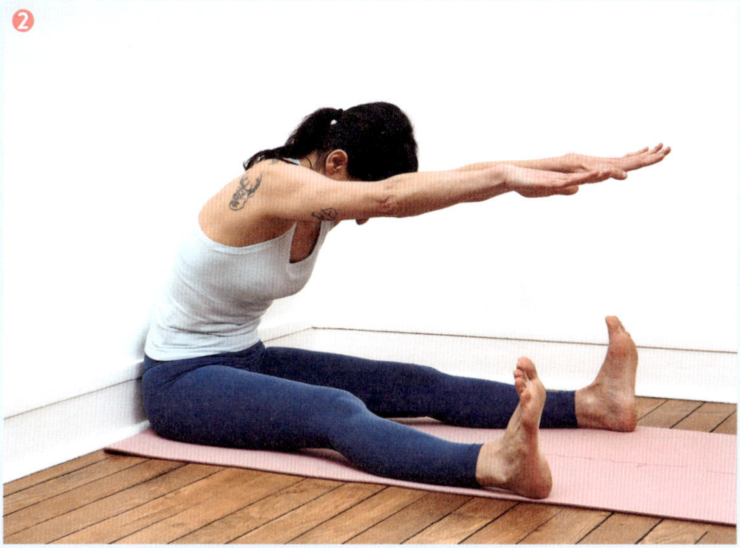

3

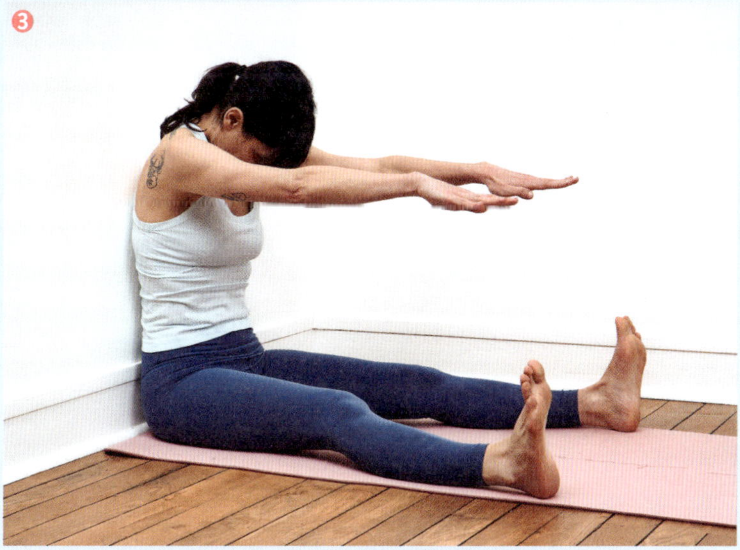

ÜBUNG 8

SPINE STRETCH SIDE ZUR STÄRKUNG DER SCHRÄGEN BAUCHMUSKULATUR

- Behalte dieselbe Sitzposition bei wie für Übung 7 und streck die Arme waagerecht gegen die Wand aus.

- Einatmen: Beuge dich nach rechts, lege dabei die rechte Hand auf den Boden und bring den linken Arm über den Kopf ❶.

- Ausatmen: Aktiviere die Bauchmuskeln und kehre in die Ausgangsposition zurück. Die Wirbelsäule ist wieder über dem Becken ausgerichtet.

- Wiederhole die Bewegung auf der anderen Seite ❷.

- Wiederhole die Übung 4 Mal im Wechsel.

Variante: Wenn du einen ziehenden Schmerz an den Beinrückseiten verspürst und deine rückseitige Oberschenkelmuskulatur (»Hamstrings«) steif ist, kannst du deine Knie leicht anwinkeln oder dir auch ein Handtuch oder ein Kissen unter den Po legen.

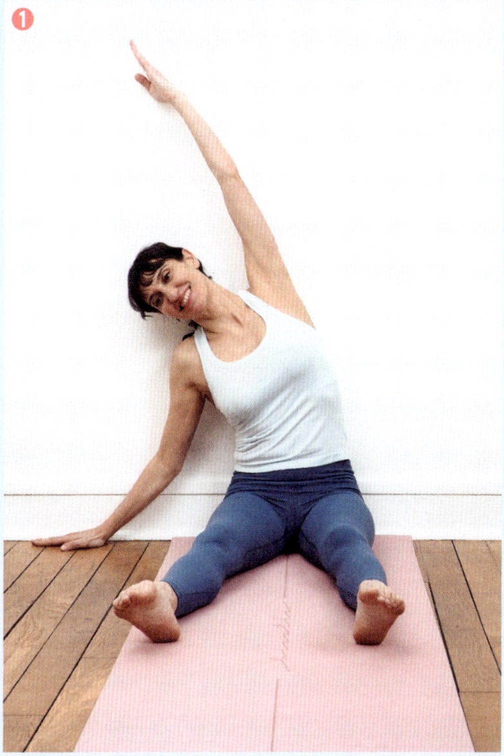
1

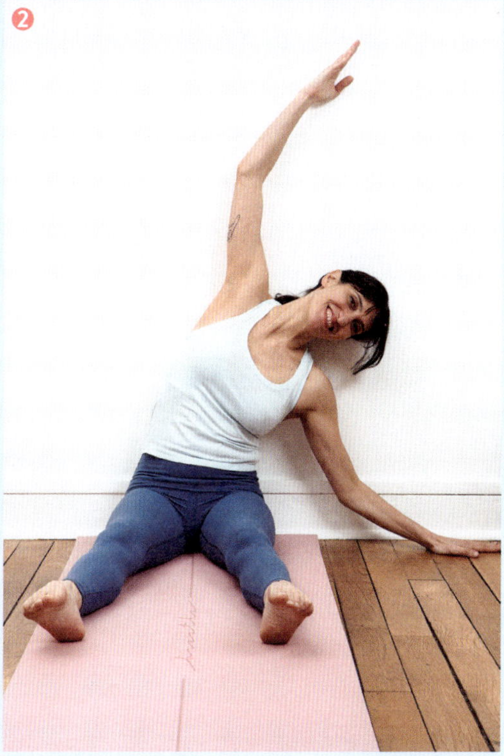
2

ÜBUNG 9

ROLLING LIKE A BALL

- Setze dich mit etwas Abstand zur Wand auf die Matte, die Knie sind angewinkelt über dem Boden, die Füße sind gepointed, deine Hände liegen auf den Knien. Finde die Gleichgewichtsposition auf dem Steißbein ❶.
- Einatmen: Rolle die Wirbelsäule kontrolliert ein und bringe deine Lendenwirbelsäule auf den Boden ❷.
- Ausatmen: Komme in die Gleichgewichtsposition zurück ❸ und ❶.
- Wiederhole die Übung 4 Mal.

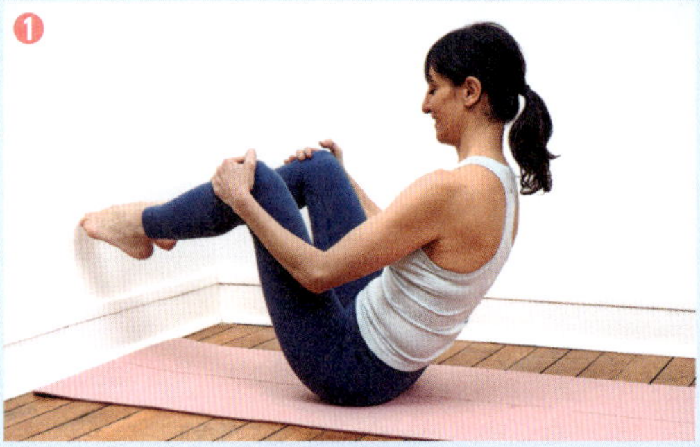

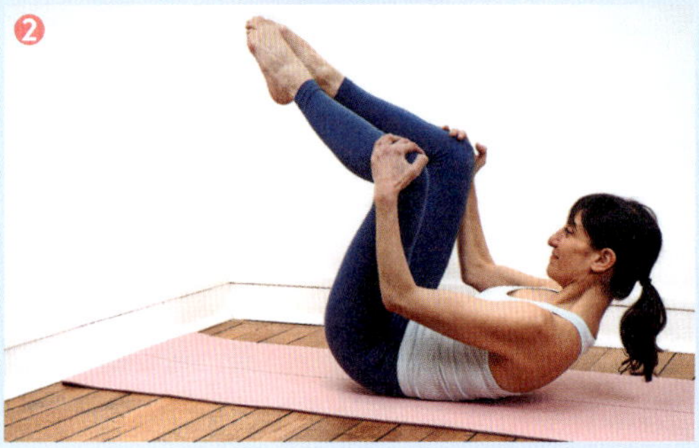

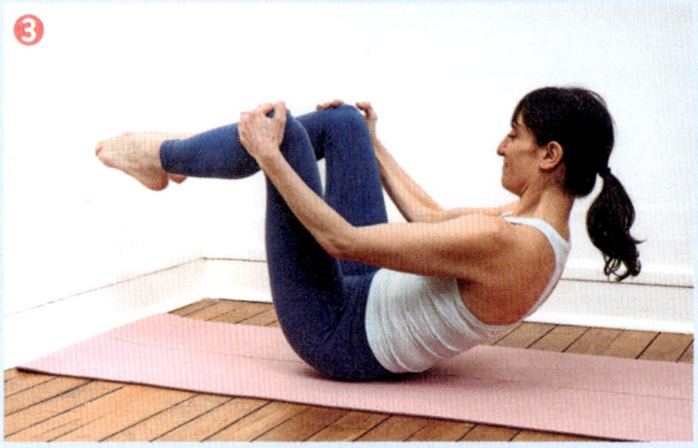

❶

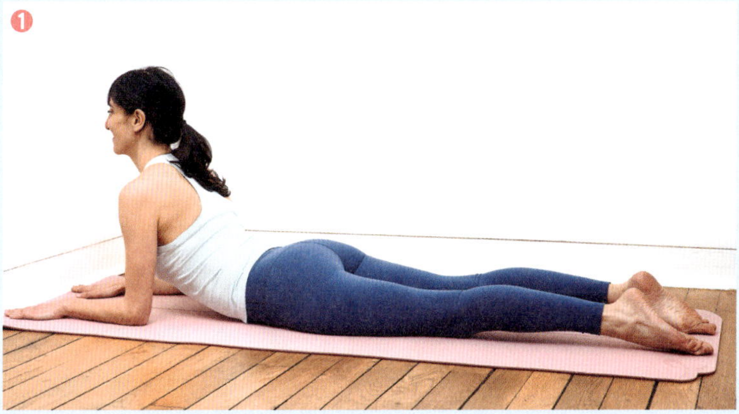

❷

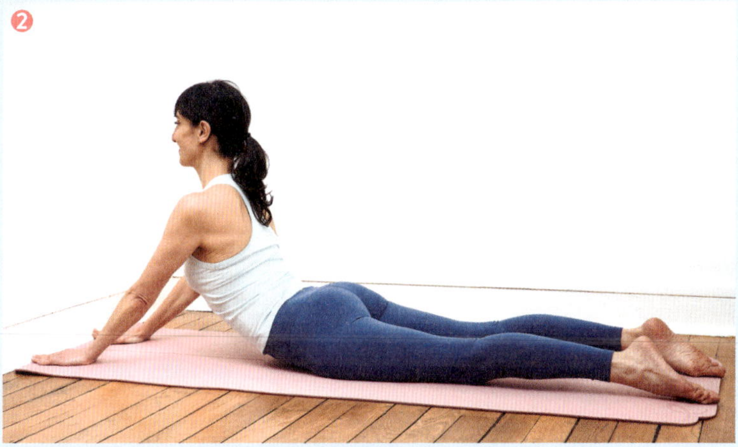

ÜBUNG 10

DEHNUNG IN DER SPHINX-STELLUNG

- Lege dich auf den Bauch, stütz die Arme auf, die Ellbogen stehen unter den Schultern, der Kopf ist aufgerichtet ❶.
- Um die Dehnung zu intensivieren, kannst du die Arme durchdrücken ❷. Das Becken sollte dabei auf dem Boden bleiben.
- Halte diese Position für 4 Bauchatemzüge.

10 ÜBUNGEN
für straffe Oberschenkel und einen knackigen Po

Beim Beintraining dient die Wand als **Stützelement, um das Gleichgewicht und eine optimale Körperposition zu halten**, sodass die Beinbewegung vom Rest des Körpers isoliert stattfindet. Achte bei der Ausführung der Übungen auf die korrekte Körperhaltung, um die bestmögliche Kontrolle über deine Beinbewegungen zu behalten.

Die folgenden Übungen sind auf die **Beinmuskulatur** ausgerichtet: Quadrizeps, Hamstrings, Waden und natürlich die Gesäßmuskulatur. Sie kräftigen nicht nur den Körper, sondern **regen auch die Blut- und Lymphzirkulation an**. Deine Beine werden sich leichter anfühlen! Die intensive Kräftigung der Beine sorgt für eine gestärkte Muskelfunktion und damit eine gesündere Körperhaltung, mehr Stabilität und ein besseres Gleichgewicht.

TIPPS ZUR KRÄFTIGUNG DER BEINE IM ALLTAG

- Gehe so oft wie möglich zu Fuß und nutze jede Gelegenheit, um eine Treppe zu steigen.
- Dusch deine Beine beim Waschen am Ende immer von den Knöcheln bis zu den Oberschenkeln kalt ab.

ÜBUNG 1

DIE BERGHALTUNG ZUR AUSRICHTUNG DER KÖRPERMITTE UND ZUR AKTIVIERUNG DER BEINE

- Stelle dich mit dem Rücken gegen die Wand, die Arme liegen neben dem Körper an der Wand, die Füße stehen hüftbreit auseinander.

- Einatmen: Ziehe den Scheitelpunkt des Kopfes nach oben und drück dabei die Fersen in den Boden ❶.

- Ausatmen: Strecke die Hände Richtung Boden aus und ziehe dabei die Schulterblätter so weit wie möglich nach unten, als wolltest du den Abstand zwischen Schultern und Ohren vergrößern.

- Halte diese Position für 6 Atemzüge.

❶

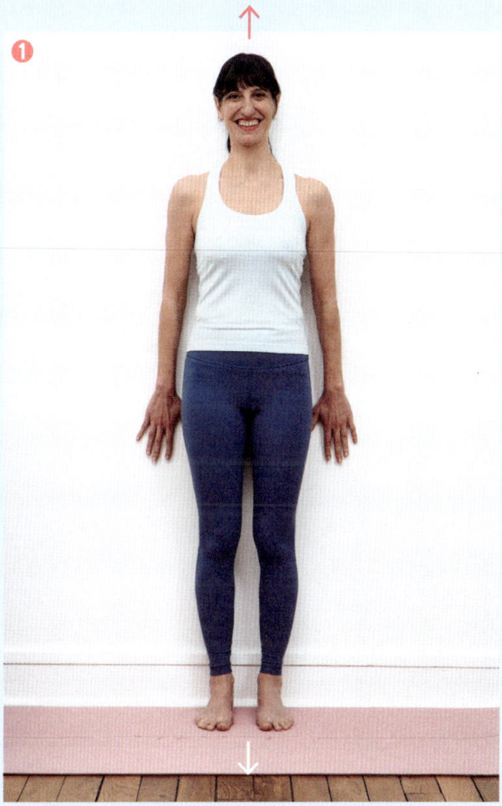

ÜBUNG 2

FERSENHEBEN ZUR KRÄFTIGUNG DER WADEN- UND GESÄSSMUSKULATUR SOWIE ZUR ANREGUNG DER DURCHBLUTUNG

- Stelle dich vor die Wand, die Hände liegen auf Schulterhöhe auf der Wand, die Arme sind angewinkelt, die Beine geschlossen ❶.
- Einatmen: Hebe die Fersen so weit wie möglich an ❷.
- Ausatmen: Bringe die Fersen ganz langsam wieder auf den Boden und spanne dabei die Gesäß- und die Bauchmuskeln an.
- Wiederhole die Übung 12 Mal.

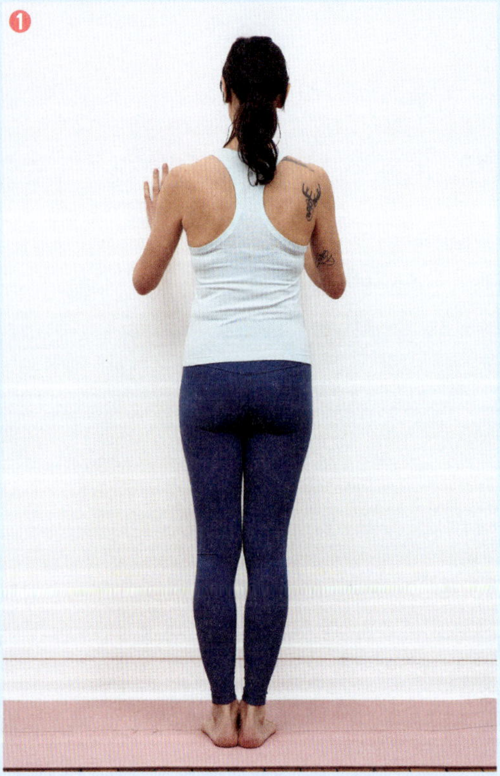

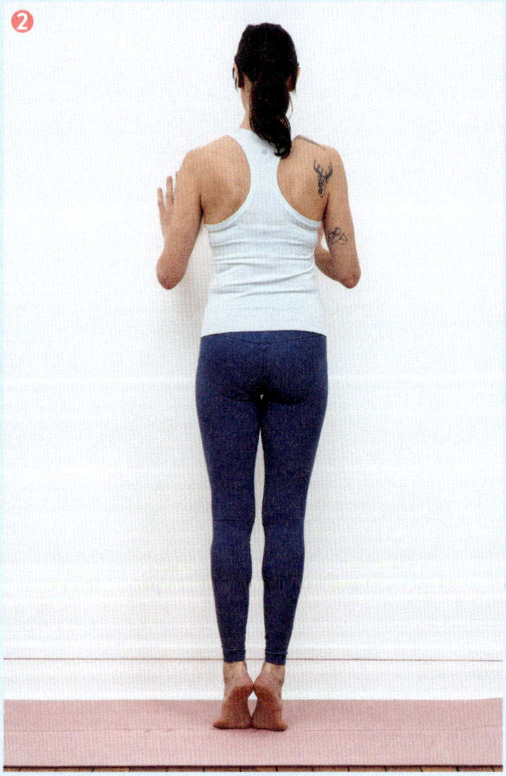

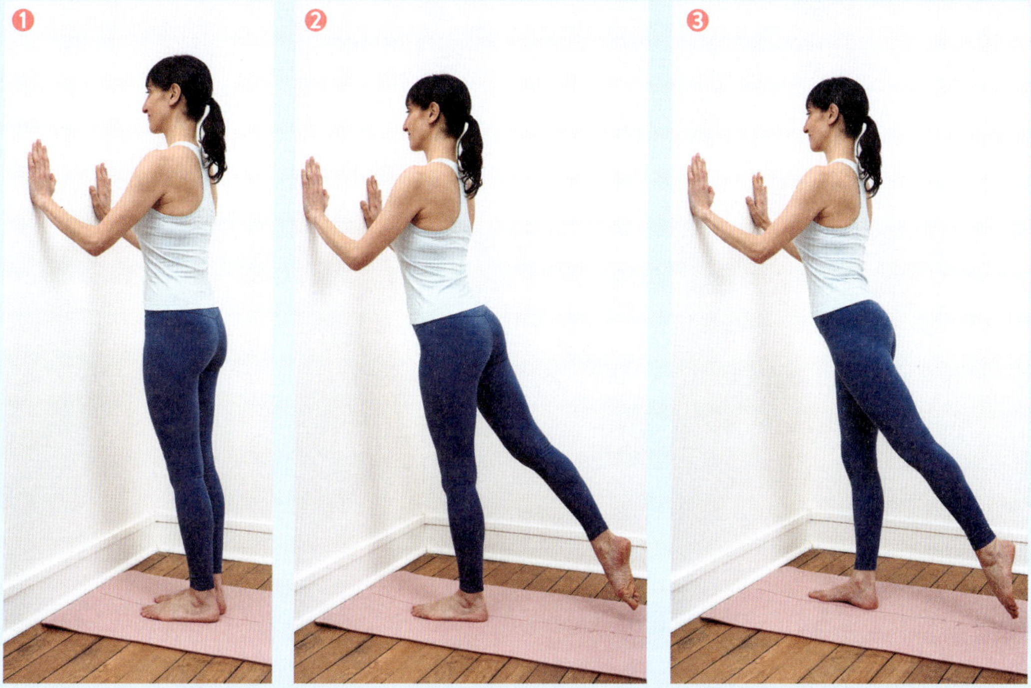

ÜBUNG 3

MIT DEN BEINEN NACH HINTEN TRETEN ZUR KRÄFTIGUNG DER HINTEREN MUSKELKETTE UND DER GESÄSSMUSKULATUR

- Stelle dich mit etwas Abstand vor die Wand und drück die Handflächen auf Schulterhöhe gegen die Wand ❶.
- Einatmen: Strecke das rechte Bein nach hinten aus, um die Bauchmuskeln zu dehnen ❷.
- Ausatmen: Bringe das rechte Bein wieder neben das linke Bein ❶.
- Einatmen: Strecke das linke Bein nach hinten aus, um die Bauchmuskeln zu dehnen ❸.
- Ausatmen: Bringe das linke Bein wieder neben das rechte Bein.
- Wiederhole die Übung 4 Mal.

ÜBUNG 4

KNIE-ZUR-BRUST UM DIE OBERSCHENKEL DURCH DIE STÄRKUNG DES RÜCKENS UND DIE DEHNUNG DER HAMSTRINGS ZU AKTIVIEREN

- Behalte die Haltung von Übung 3 bei, aber strecke die Arme durch und vergrößere den Abstand zwischen Füßen und Wand ❶. Die Füße stehen flach auf dem Boden (verringere den Abstand zur Wand, wenn die Füße sich vom Boden heben). Atme in dieser Position ein.
- Ausatmen: Hebe das linke Knie zur Brust ❷.
- Einatmen: Stelle das Bein wieder ab ❶.
- Ausatmen: Hebe das rechte Knie zur Brust ❸.
- Wiederhole die Übung 12 Mal im Wechsel.

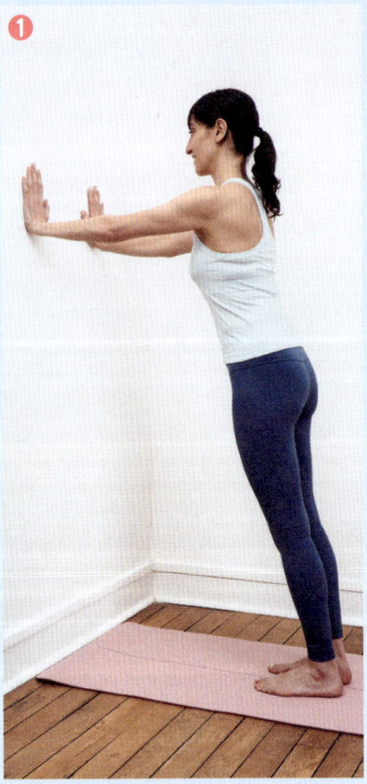

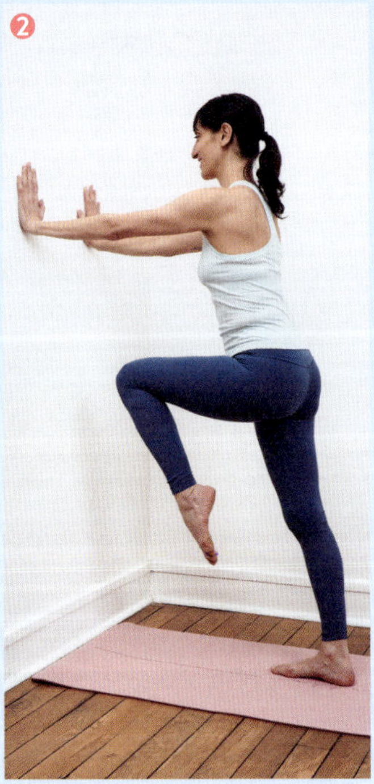

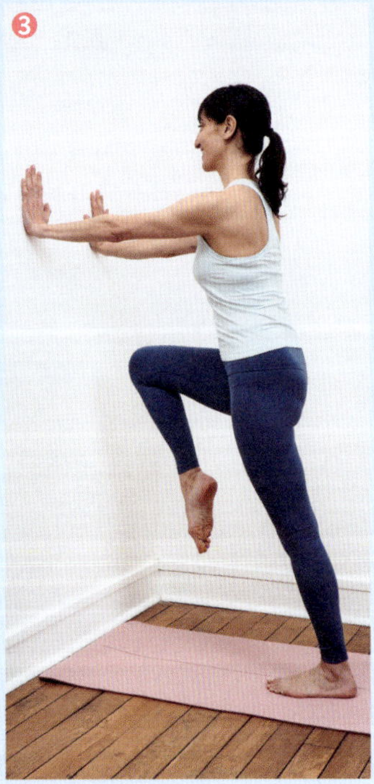

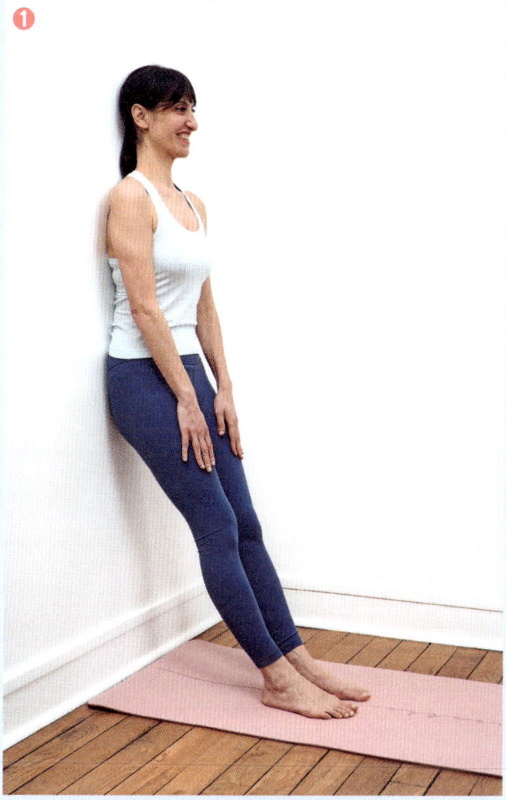

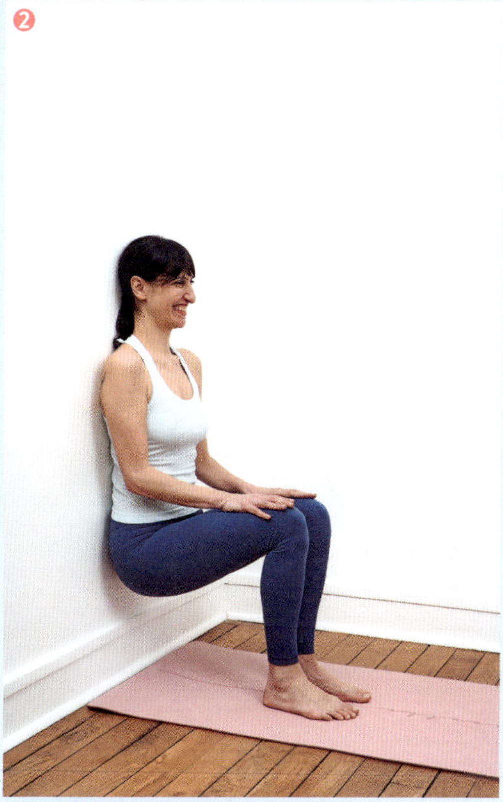

ÜBUNG 5

DYNAMISCHES WAND-SITZEN ZUR AKTIVIERUNG DER GESÄSSMUSKULATUR

- Stelle dich mit dem Rücken gegen die Wand, die Füße etwas nach vorne gerückt. Rücken und Bauch sind gestreckt. Der Hinterkopf lehnt auch an der Wand, um die Halswirbelsäule zu dehnen. Die Schultern sind entspannt, die Hände liegen auf den Oberschenkeln. Die Füße stehen direkt nebeneinander ❶.
- Einatmen: Gleite mit dem Rücken an der Wand nach unten, gehe dabei in die Hocke, als säßest du auf einem Stuhl ❷.
- Ausatmen: Drücke dich an der Wand wieder nach oben, um in die stehende Ausgangsposition zurückzukehren.
- Wiederhole die Übung 4 bis 6 Mal.

ÜBUNG 6

DIE HALBE BRÜCKE ZUR AKTIVIERUNG DES RECHTEN UND LINKEN QUADRIZEPS

- Lege dich auf den Rücken, die Beine sind angewinkelt, die Füße stehen dicht an der Wand. Die Arme liegen seitlich flach neben dem Körper. Hebe das rechte Bein rechtwinklig an und stell den Fuß flach auf die Wand ❶.
- Einatmen: Rolle deinen unteren Rücken ein und hebe dabei das Becken an ❷.
- Ausatmen: Rolle den Rücken Wirbel für Wirbel wieder aus und lege das Becken wieder auf der Matte ab ❶.
- Wiederhole die Bewegung 8 Mal.
- Wiederhole die Übung mit dem linken Bein an der Wand.

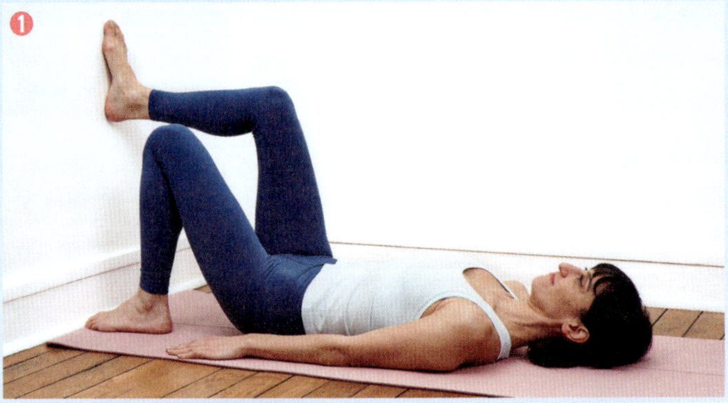

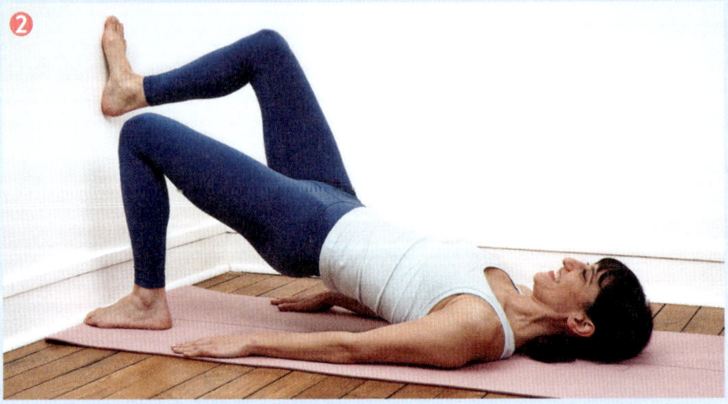

ÜBUNG 7

PUMPEN AN DER WAND ZUR LOCKERUNG DER HINTEREN MUSKELKETTE UND ZUR AKTIVIERUNG DER QUADRIZEPS

- Lege dich mit dem Po direkt vor die Wand, die Beine sind nach oben ausgestreckt und liegen an der Wand, die Arme liegen seitlich neben dem Körper ❶.

- Einatmen: Bringe das rechte Bein von der Wand zur dir und ziehe dabei die Fußspitzen an (d. h. »flexe« deinen Fuß) ❷.

- Ausatmen: Führe 8 kleine Pumpbewegungen mit anregender Ausatmung (siehe Seite 20) aus. Bringe dann dein rechtes Bein wieder zur Wand.

- Einatmen: Ziehe das linke Bein von der Wand zur dir.

- Ausatmen: Führe 8 kleine Pumpbewegungen mit anregender Ausatmung aus. Bringe dann dein linkes Bein wieder zur Wand.

Variante: Wenn du so die Beine nicht strecken kannst, leg dir ein Handtuch oder ein Kissen unter den Po.

❶

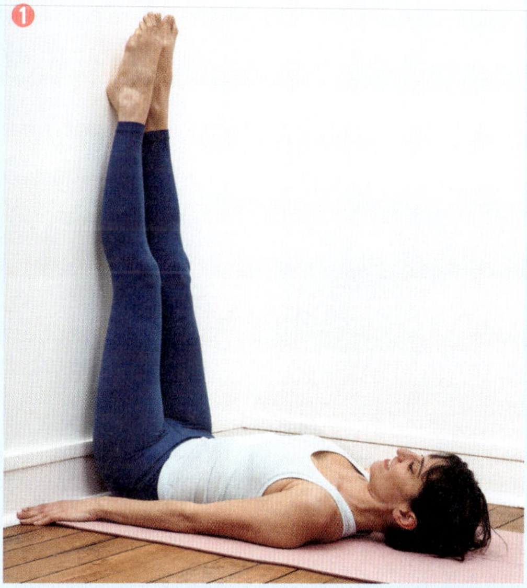

❷

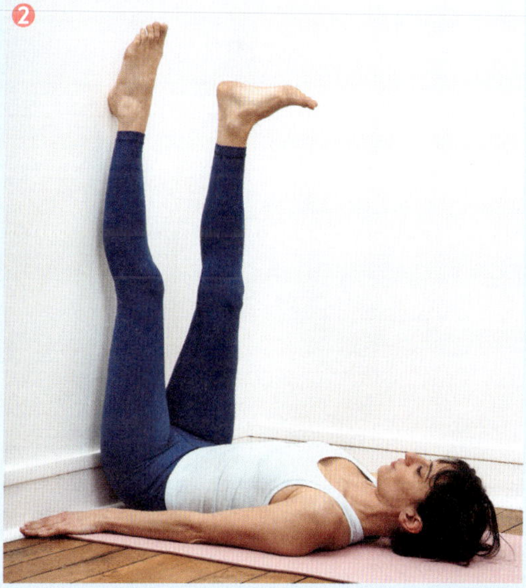

ÜBUNG 8

DIE FROSCH-POSITION ZUR LOCKERUNG DER HÜFTEN UND BEANSPRUCHUNG DER INNEREN BEINMUSKELN

- Lege dich mit dem Po direkt vor die Wand, die Beine sind nach oben ausgestreckt und liegen an der Wand. Die Füße sind gepointed (dabei zeigen die Zehenspitzen vom Körper weg und die Fersen ziehen in Richtung der Waden). Wenn du einen ziehenden Schmerz an den Beinrückseiten verspürst, kannst du den Abstand zwischen Po und Wand etwas vergrößern. Deine Arme liegen gerade neben dem Körper ❶.
- Einatmen: Spreize die Beine auseinander, die Fußspitzen bleiben an der Wand ❷.
- Ausatmen: Strecke die Beine wieder aus ❶.
- Wiederhole die Übung 6 Mal.

❶

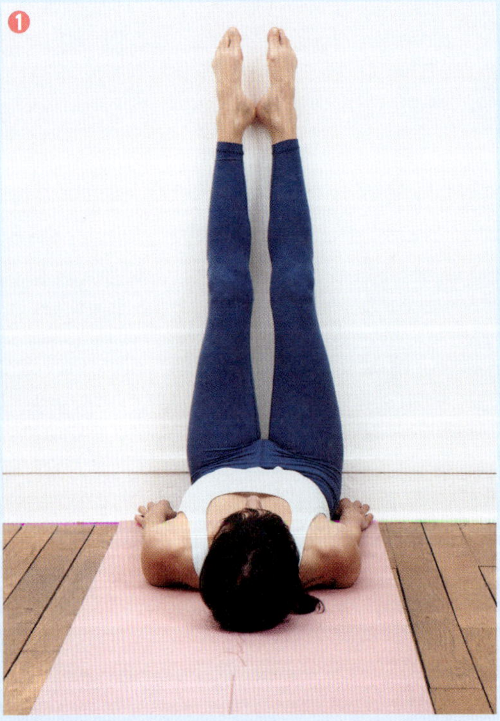

❷

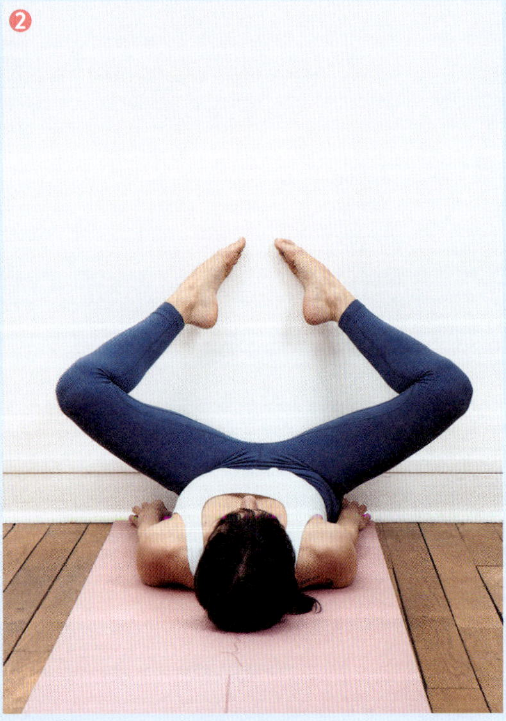

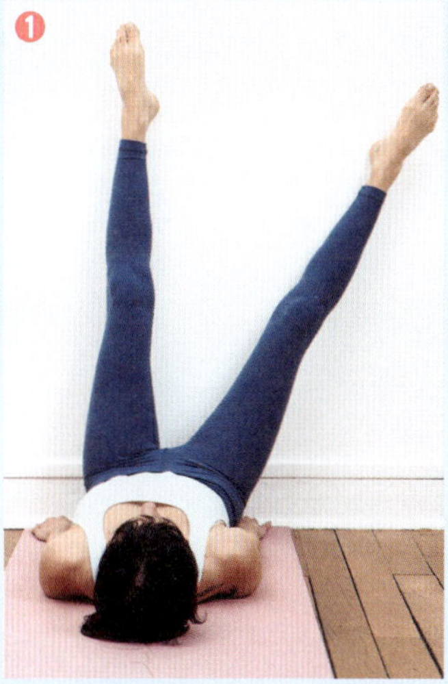

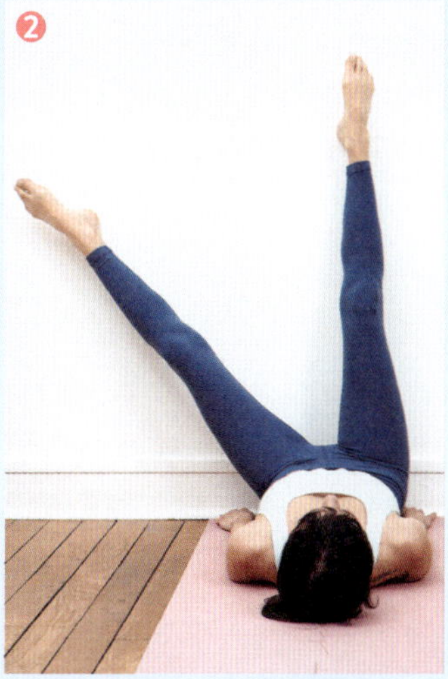

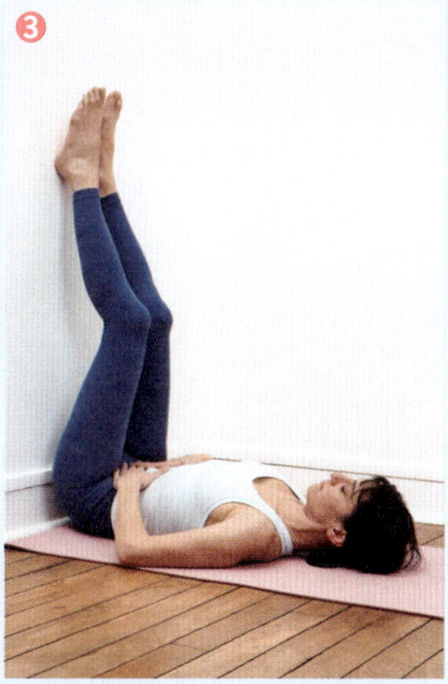

ÜBUNG 9

SEITLICHES PUMPEN ZUR AKTIVIERUNG DER ADDUKTOREN

- Behalte die Position von Übung 8 bei, halte die Beine gestreckt und geschlossen.
- Einatmen: Lass dein rechtes Bein herabsinken, dabei bleibt es gestreckt und an der Wand ❶.
- Ausatmen: Bringe das Bein wieder in die senkrechte Position.
- Einatmen: Lass das linke Bein herabsinken ❷.
- Ausatmen: Bringe das Bein wieder in die senkrechte Position.
- Wiederhole die Übung 8 Mal.

ÜBUNG 10

ZUR RUHE ZURÜCKKOMMEN

- Lass die Beine wie bei Übung 9 an der Wand. Du kannst sie etwas anwinkeln, die Fersen liegen an der Wand.
- Lege die Hände auf deinen Unterbauch und lass den Bauch sich beim Ein- und Ausatmen mit Luft füllen und leeren ❸. Halte diese Position für 5 Atemzüge.

TEIL 3

MEIN TRAININGSPLAN FÜR ZU HAUSE

In diesem Kapitel präsentiere ich dir komplette und ganzheitliche Trainingseinheiten, die du zu Hause durchführen kannst. Die Ziele sind hierbei jeweils eine Verbesserung der Flexibilität und Kraft. Anschließend gehen wir noch auf die Wahl des richtigen Zeitpunkts für dein Training ein. Wir werden auch die Ziele definieren und abschließend passende Trainingsprogramme vorstellen, die auf deinen Alltag abgestimmt sind.

10 ÜBUNGEN
für mehr Flexibilität

Mit Pilates wird der Körper zugleich gestärkt und gedehnt. Das Muskeltraining ist entscheidend, doch die Beweglichkeit ist ebenso wichtig. Viele Muskelverspannungen können durch das Dehnen der Muskeln und der Wirbelsäule gelöst werden. Während einer Dehneinheit wird der Körper durchgeknetet. Danach wirst du dich fühlen, als wärst du einen Zentimeter gewachsen oder hättest gerade eine Massagebehandlung hinter dir!

Ganz gleich, wie alt jemand ist, jeder sollte unbedingt an seiner Flexibilität arbeiten, erst recht, wenn sie oder er »steife« Muskeln hat. Wir bringen jedoch nicht alle die gleichen Voraussetzungen mit: Mancher Mensch ist von Natur aus geschmeidig, während andere sich öfter dehnen müssen, um eine größere Beweglichkeit zu erlangen. Das persönliche körperliche Niveau ist hierbei ausschlaggebend. Das Training sollte schrittweise erfolgen und auf die jeweilige Person zugeschnitten sein. Doch was bringt es, die Flexibilität zu trainieren (wenn es doch so weh tut?)?

- Muskel- und Gelenkverletzungen vorbeugen.
- Gesündere Körperhaltung: Durch die Förderung der Flexibilität wird eine aufrechte und ausgeglichene Körperhaltung begünstigt.
- Sich in den Bewegungen und Übungen steigern, was zuvor aufgrund mangelnder Flexibilität nicht möglich war.
- Durchblutung anregen: Dehnübungen fördern die Durchblutung der Muskeln und damit auch die Regeneration nach dem Training und ein gesünderes Herz-Kreislauf-System.
- Gelenkbeweglichkeit fördern.

ÜBUNG 1

EIN- UND AUSROLLEN DES OBEREN RÜCKENBEREICHS ZUR DEHNUNG DER HALSREGION UND DER RESTLICHEN WIRBELSÄULE

- Stell dich mit dem Rücken gegen die Wand, die Füße hüftbreit, die Arme hängen seitlich neben dem Körper herab.
- Einatmen: Strecke dich nach oben ①.
- Ausatmen: Rolle den Kopf Wirbel für Wirbel ein, ohne das Becken zu bewegen ②.
- Einatmen: In der gebeugten Haltung bleiben und den Bauch aufpumpen ③.
- Ausatmen: Die Wirbelsäule Wirbel für Wirbel gegen die Wand ausrollen.
- Wiederhole die Übung 4 Mal.

①

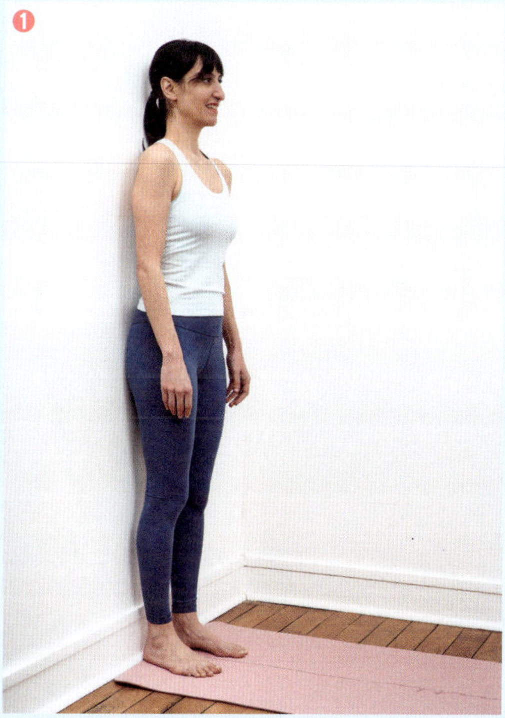

②

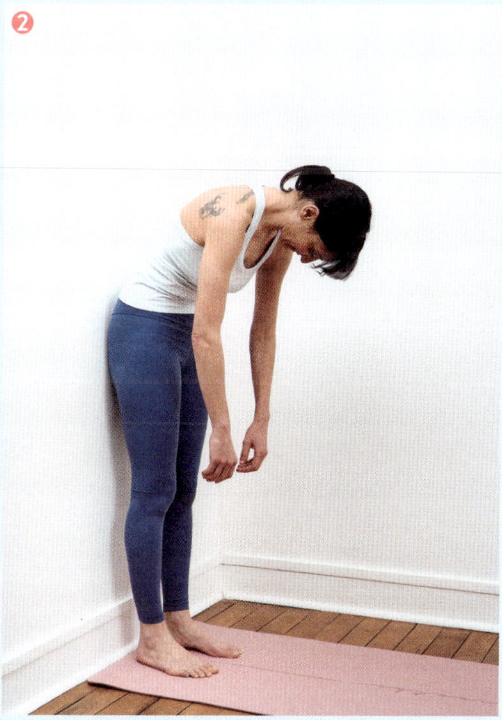

ÜBUNG 2

NEIGUNG DES OBERKÖRPERS ZUR DEHNUNG DER HINTEREN MUSKELKETTE UND ZUR ÖFFNUNG DER SCHULTERN

- Stell dich mit ausgestreckten Armen vor die Wand, die Hände liegen in Schulterhöhe flach auf der Wand, und gehe mit den Füßen zurück ❶, bis dein Oberkörper gesenkt und parallel zum Boden ausgerichtet ist. Die Hände sind über den Schultern, die Beine stehen hüftbreit auseinander ❷.
- Atme in dieser Position ein und aus.
- Halte diese Position für 6 Atemzüge.

❶

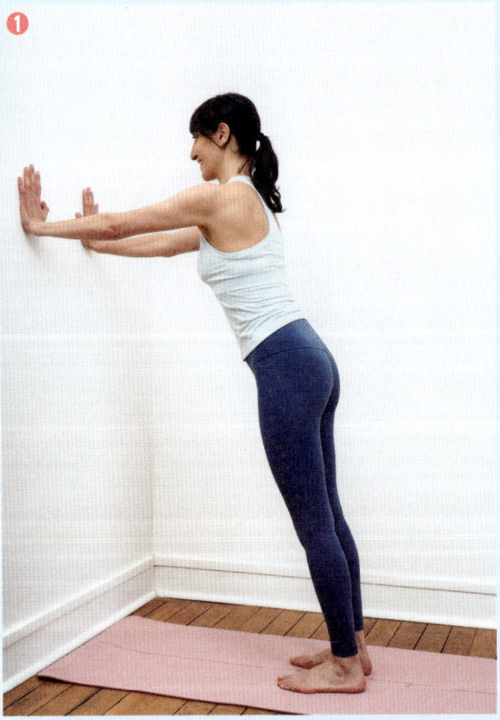

❷

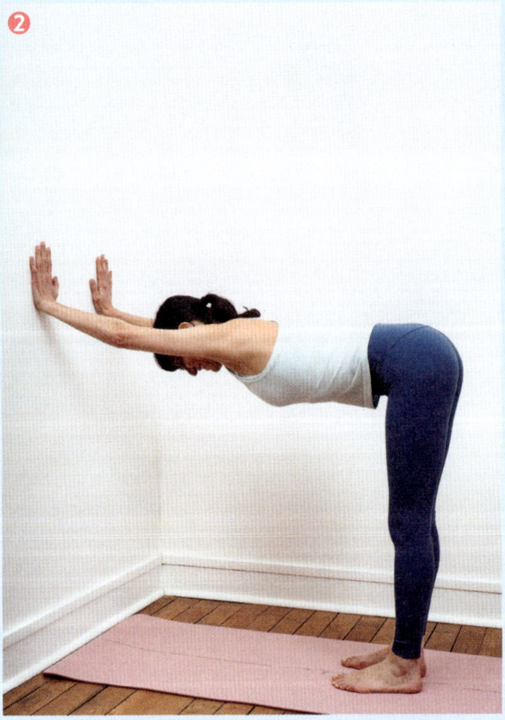

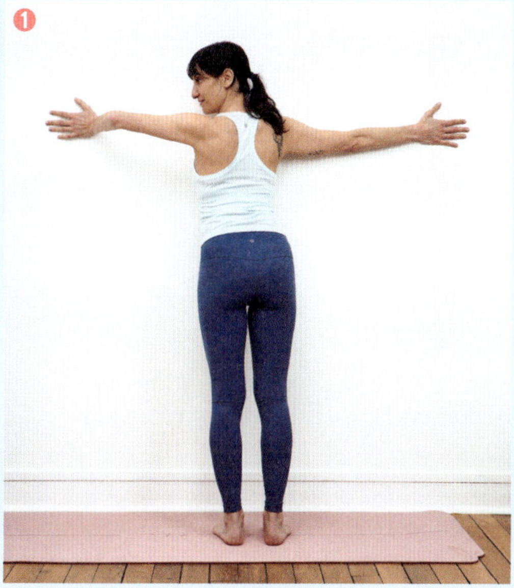

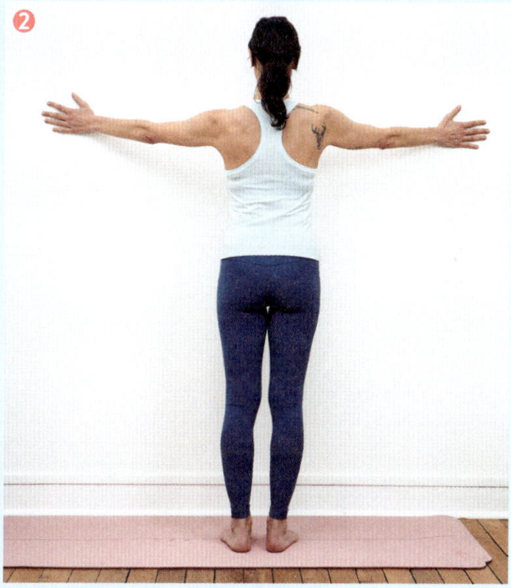

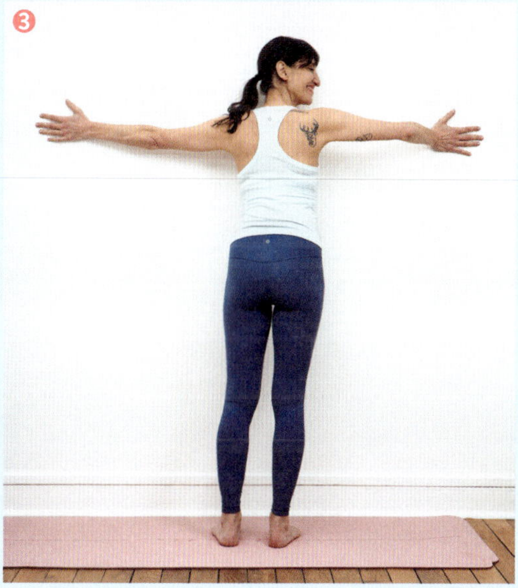

ÜBUNG 3

SCHULTERBEWEGUNG ZUR LOCKERUNG DER GELENKE UND DER ROTATION DES OBEREN RÜCKENS

- Stelle dich vor die Wand, deine Arme sind ausgestreckt, die Hände an der Wand positioniert, die Füße hüftbreit auseinander.
- Einatmen: Winkle den linken Ellbogen an und bring dabei die rechte Schulter zur Wand ❶.
- Ausatmen: Bringe die Schultern wieder in die Mitte und breite die Arme waagerecht an der Wand aus ❷.
- Einatmen: Winkle den rechten Ellbogen an und bring dabei die linke Schulter zur Wand ❸.
- Ausatmen: Bringe die Schultern wieder in die Mitte ❷.
- Wiederhole die Übung 6 Mal im Wechsel.

ÜBUNG 4

SEITLICHES PUMPEN MIT DEM BEIN ZUR LOCKERUNG DER HÜFTEN

- Bleibe in der Position von Übung 3, dein Blick ist zur Wand gerichtet, die Hände liegen flach auf Schulterhöhe an der Wand, die Beine sind gestreckt.
- Einatmen: Hebe das rechte Bein nach außen hoch ❶, dein rechtes Knie zeigt dabei zur Decke, nicht zur Wand.
- Ausatmen: Bringe das Bein überkreuzt nach innen ❷.
- Führe so 12 Pumpbewegungen hintereinander aus.
- Wiederhole die Übung mit dem linken Bein ❸ und ❹.

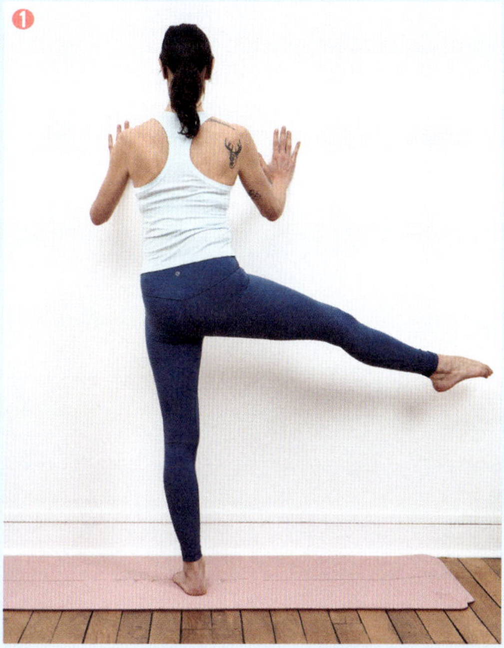
1

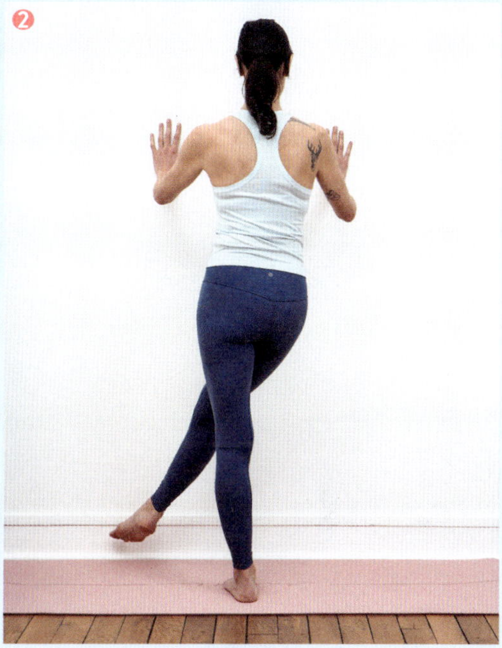
2

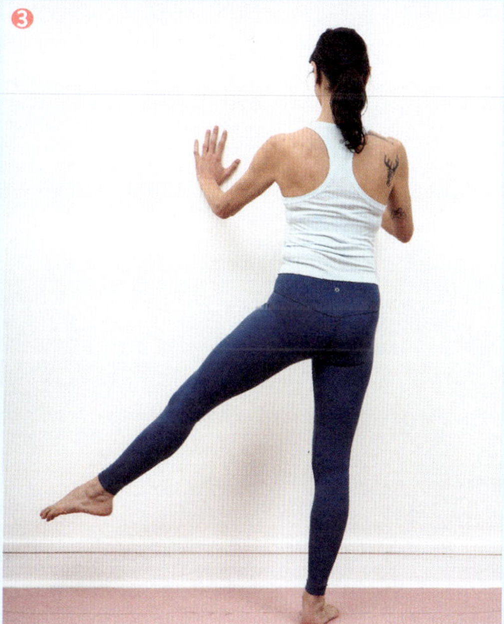
3

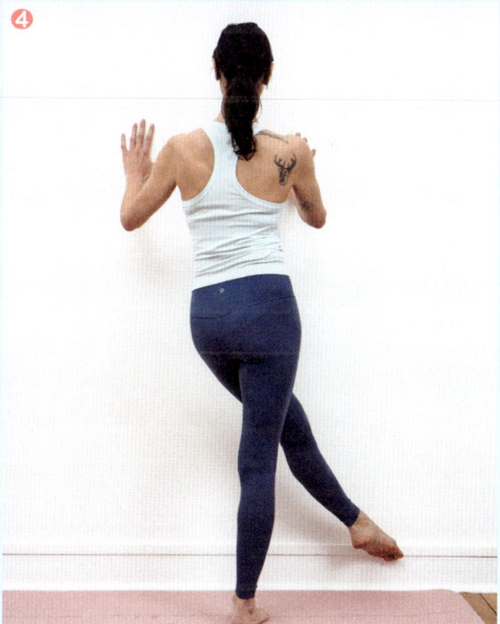
4

ÜBUNG 5

DER »SCHMETTERLING« ZUR LOCKERUNG DER HÜFTEN UND DEHNUNG DER ADDUKTOREN

- Lege dich mit dem Po direkt vor die Wand, die Beine sind angewinkelt, die Füße stehen an der Wand ❶.
- Einatmen: Drücke die Knie auseinander, deine Fußsohlen sind einander zugewandt ❷.
- Ausatmen: Bringe die Knie langsam wieder zusammen, die Fußsohlen sind flach an der Wand ❸ und ❶.

❶

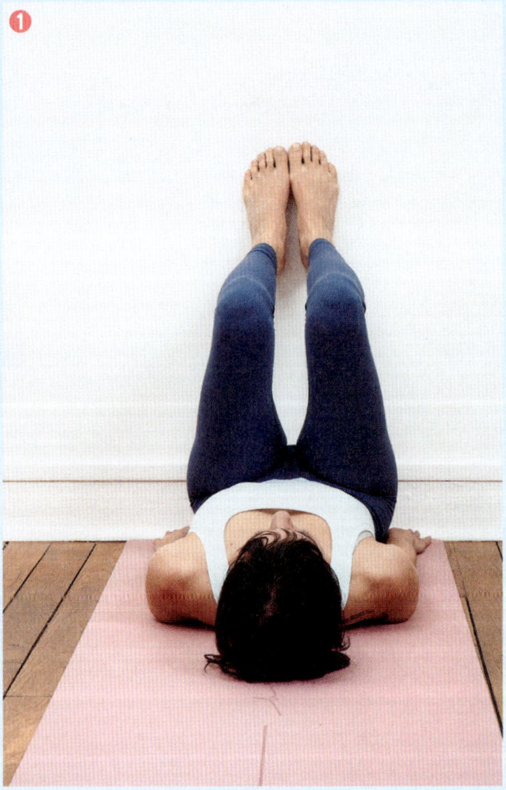

• Wiederhole die Übung 8 Mal. Bleibe bei der letzten Ausführung für 30 Sekunden in der Schmetterlingsposition, um deine Adduktoren (das sind diejenigen Muskeln, die deine Glieder zur Körpermitte heranziehen) passiv zu dehnen.

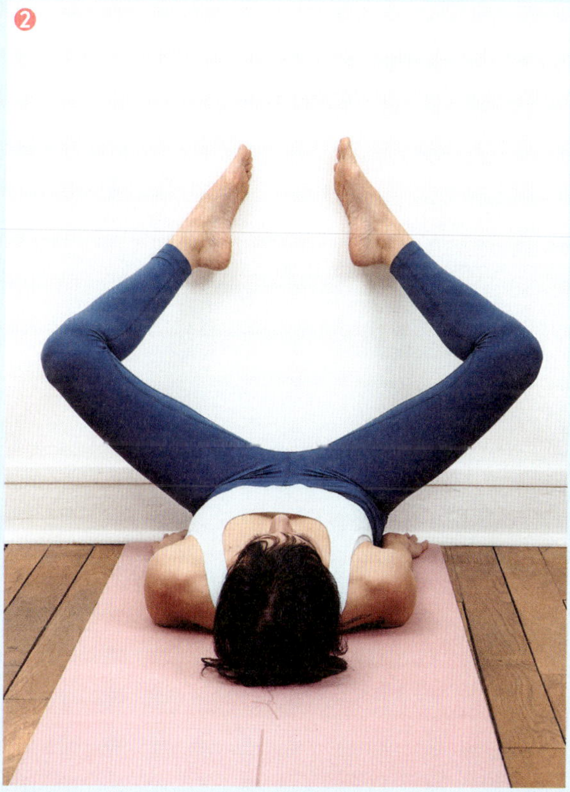

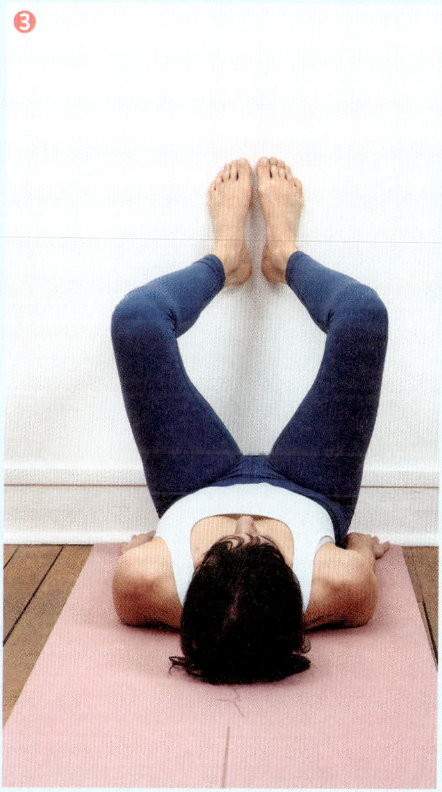

❶

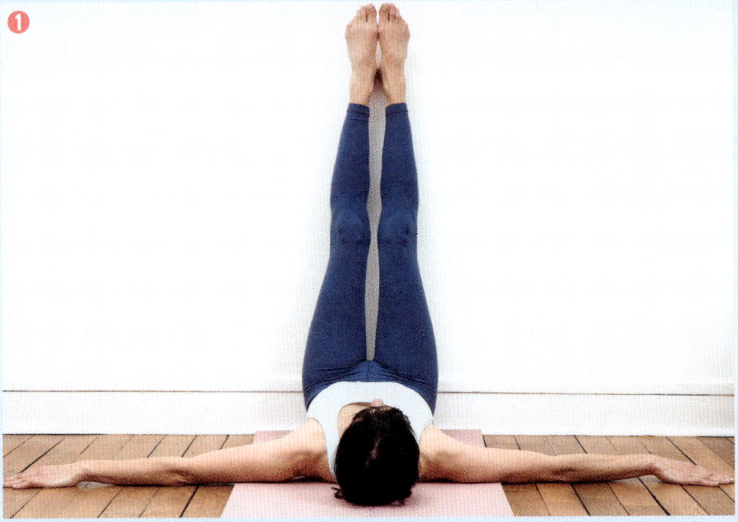

ÜBUNG 6

SPINE TWIST ZUR AKTIVIERUNG DER BAUCHMUSKELN, DEHNUNG VON BEINEN UND PO, LOCKERUNG DES ILIOSAKRALGELENKS

- Bleib in der Rückenposition, die Beine sind nach oben ausgestreckt, die Füße liegen an der Wand, die Arme sind auf Schulterhöhe waagerecht neben dem Körper ausgestreckt (oder etwas tiefer in diagonaler Richtung, um bei Bedarf mehr Stabilität zu erreichen) ❶.

- Einatmen: Das linke Bein an der Wand entlang zum Boden senken ❷.

- Ausatmen: Das rechte Bein senken und über das linke Bein legen.

- Dehnung: Halte diese Position für 2 volle Bauchatemzüge, die Schultern sollten dabei den Boden berühren. Wenn dir die Verdrehung jedoch zu intensiv ist, kannst du die linke Schulter anheben. Dein Blick ist entweder zur Decke oder in die Gegenrichtung gerichtet, für eine umfassendere Rotation kannst du den Kopf nach rechts drehen ❸.

- Einatmen: Bringe das rechte Bein an der Wand entlang wieder in die Ausgangsposition zurück.

❷
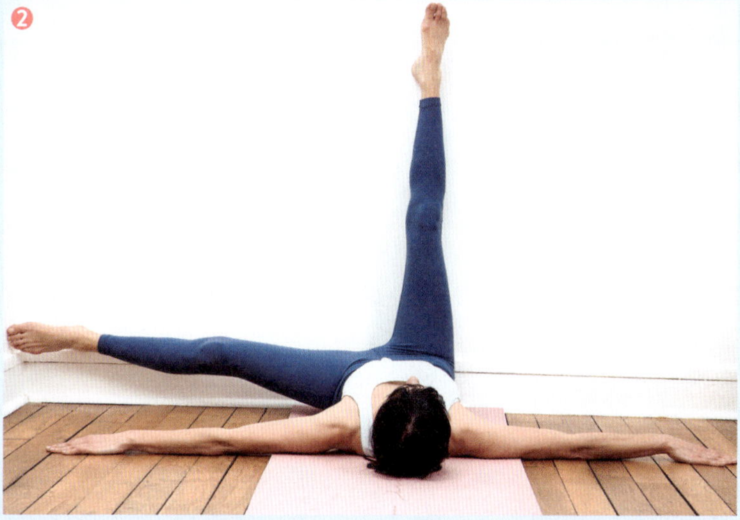

❸
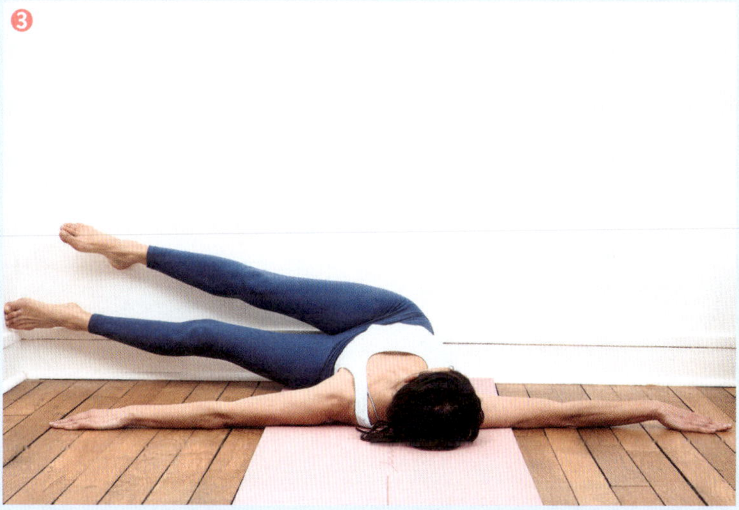

• Ausatmen: Bringe das linke Bein an der Wand entlang zum rechten Bein zurück in die Ausgangsposition.

• Führe nun die Übung auf der anderen Seite aus.

• Wiederhole die Übung im Wechsel 2 Mal auf jeder Seite.

1

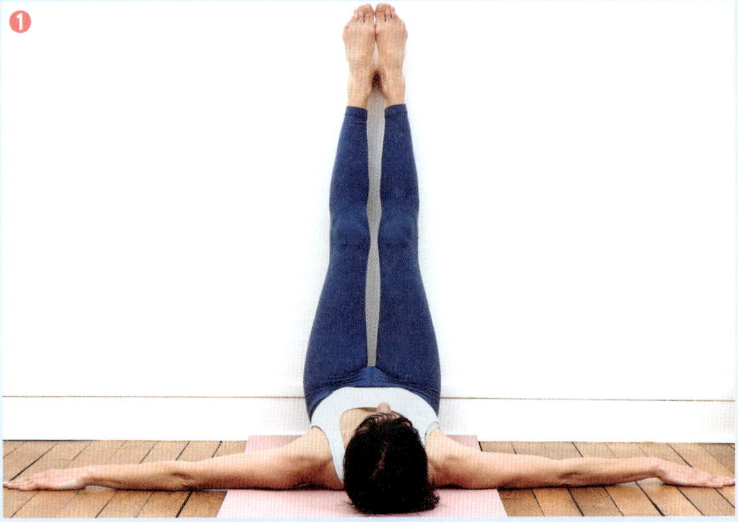

ÜBUNG 7

DIE TÄNZERIN FÜR EINE LOCKERUNG DES BECKENS UND ZUR DEHNUNG DER ADDUKTOREN

- Leg dich auf den Rücken, die Beine geschlossen und gegen die Wand gestreckt, die Füße sind gepointed, die Arme liegen links und rechts auf dem Boden ausgestreckt 1.

- Einatmen: Winkle dein rechtes Bein an, indem du den Fuß entlang der Wand nach unten schiebst, die Knie sollen möglichst weit zur Wand zeigen 2, wie bei einer Ballerina im »retiré en dehors«.

- Ausatmen: Kehre in die Ausgangsposition zurück, strecke dabei das Bein langsam und halte die Hüfte möglichst lange geöffnet.

- Wiederhole die Übung 4 Mal hintereinander auf dieser Seite, dann wechsle das Bein und wiederhole den Satz erneut 3.

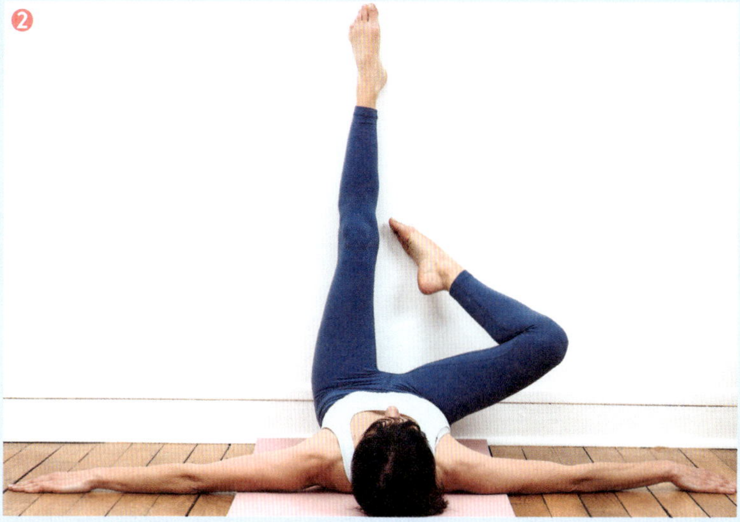
2

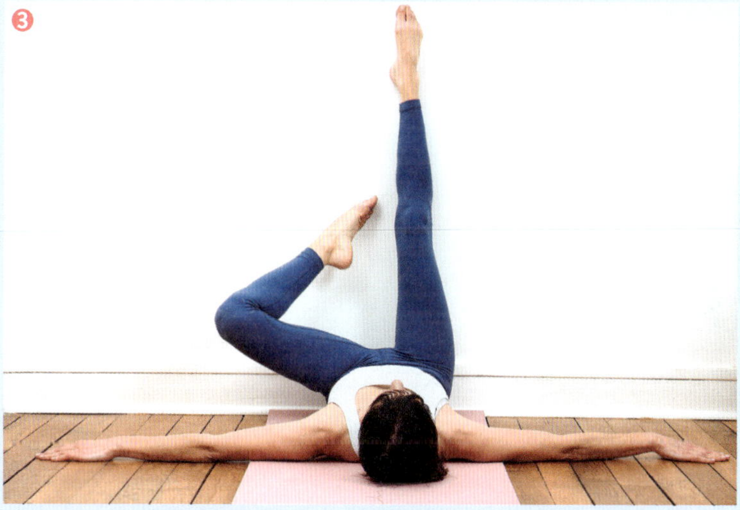
3

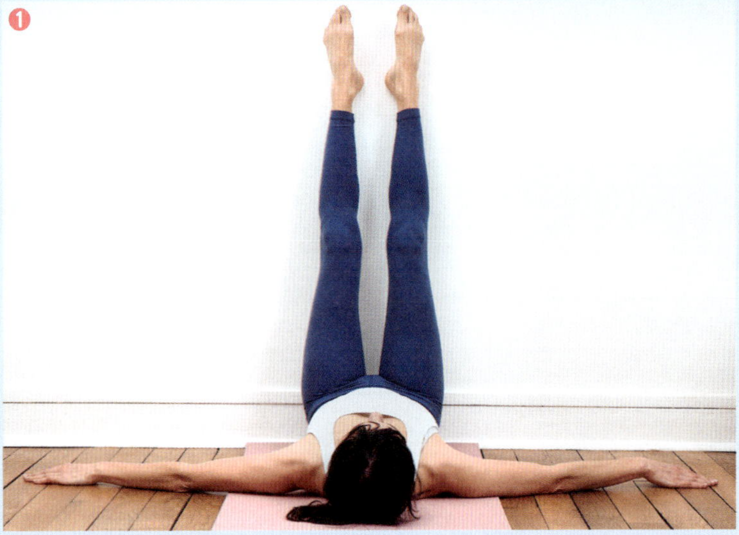

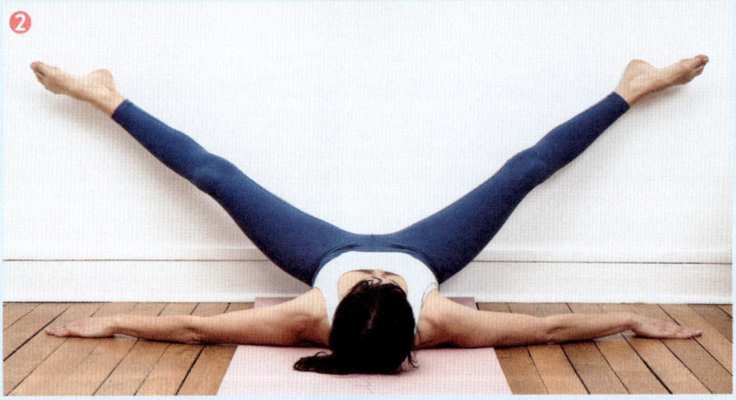

ÜBUNG 8

BEINE GEGEN DIE WAND ÖFFNEN (FRONTSPAGAT) UND SCHLIESSEN ZUR STÄRKUNG DER ADDUKTOREN

- Bleibe in der vorigen Position, deine Beine sind gegen die Wand gestreckt und geschlossen, die Füße sind gepointed, die Arme ausgestreckt, die Handflächen zeigen nach unten ❶.

- Einatmen: Führe beide Beine in gestreckter Haltung an der Wand entlang nach außen, als wolltest du mit den Füßen den Boden berühren ❷.
- Ausatmen: Bringe die Beine wieder in die Ausgangsposition ❸ und ❹.
- Wiederhole die Übung 8 Mal im Wechsel.

❸

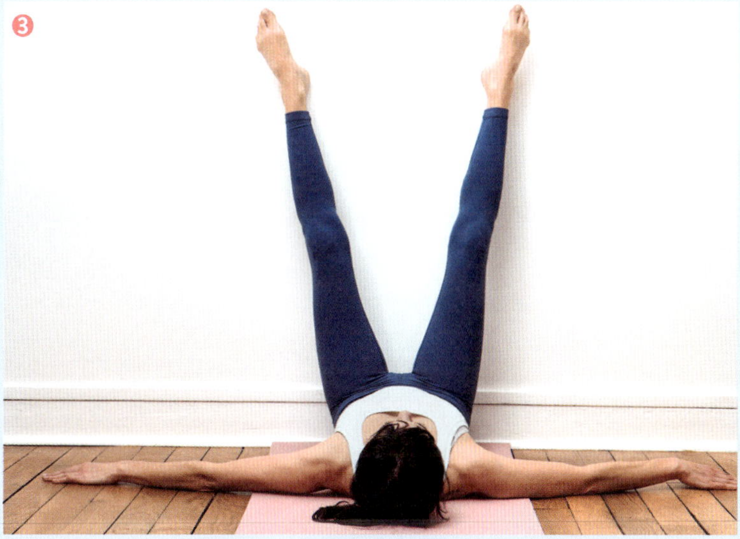

❹

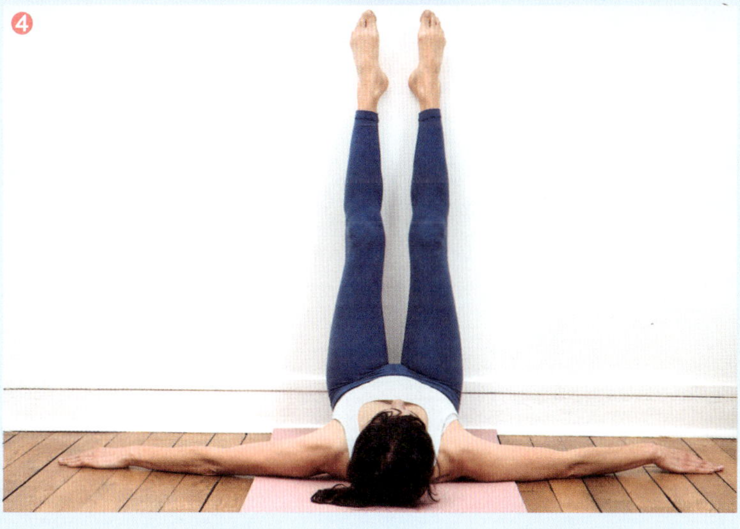

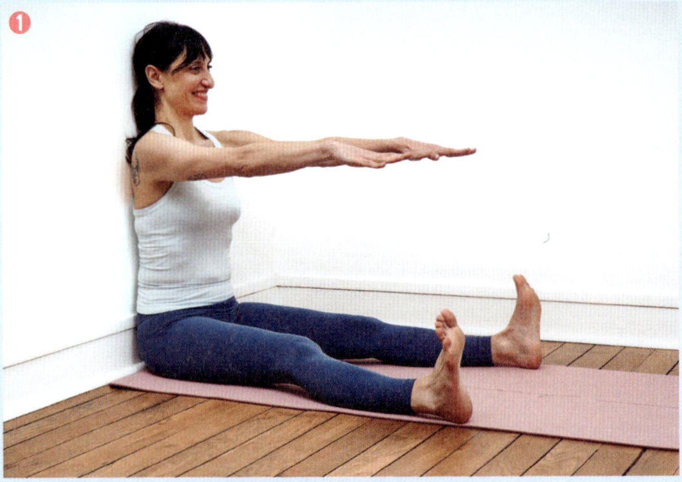
1

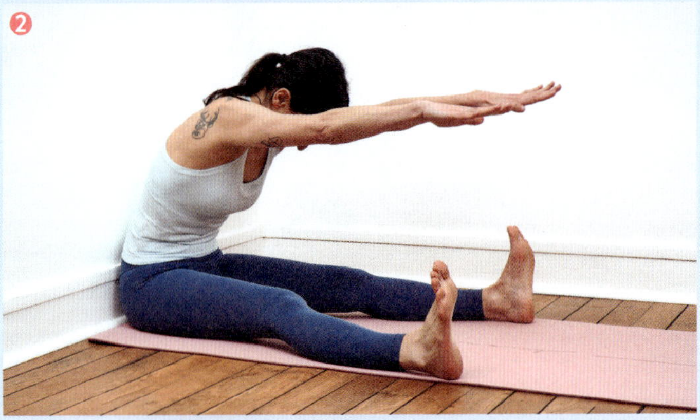
2

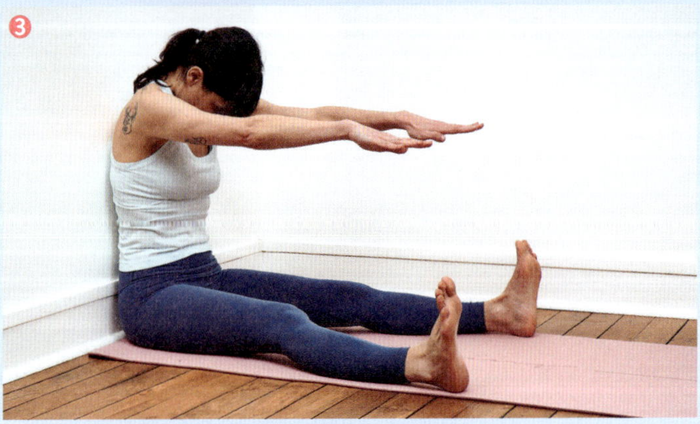
3

ÜBUNG 9

SPINE STRETCH FORWARD AN DER WAND ZUR DEHNUNG DES RÜCKENS UND STABILISIERUNG DES BECKENS

- Setze dich mit dem Rücken gegen die Wand, die Beine sind gestreckt und mattenbreit auseinander, die Füße sind geflext. Die Arme sind nach vorne ausgestreckt und parallel zum Boden ausgerichtet ❶.

- Einatmen: Rolle den Rücken ein, bis dein Blick auf die Matte gerichtet ist. Strecke die Arme nach vorne, ziehe dabei die Schulterblätter nach oben. Das Becken bewegt sich nicht und bleibt gerade ❷.

- Ausatmen: Ziehe den Bauchnabel ein und rolle deinen Rücken Wirbel für Wirbel an der Wand aus, ziehe dabei die Schulterblätter nach unten ❸.

- Wiederhole die Übung 4 bis 6 Mal.

Variante: Wenn du einen ziehenden Schmerz an den Beinrückseiten verspürst und deine rückseitige Oberschenkelmuskulatur (»Hamstrings«) steif ist, kannst du deine Knie leicht anwinkeln oder dir auch ein Handtuch oder ein Kissen unter den Po legen.

ÜBUNG 10

DEHNUNG

- Bleibe in der Sitzposition, bringe die Beine auf Hüftbreite zusammen.

- Greife nach deinen Fußknöcheln oder den Zehen. Beuge den Kopf zu den Knien runter und atme tief ❹. Halte diese Position für 4 Bauchatemzüge und gehe bei jeder Ausatmung ein paar Millimeter weiter nach vorne.

❹

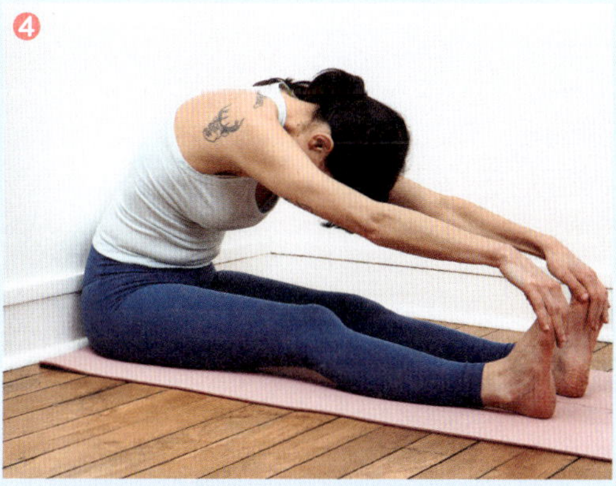

10 ÜBUNGEN *für einen rundum fitten Körper*

Ein fitter, energiegeladener Körper erspart dir viel Ärger im Alltag: Rückenschmerzen, müde Beine, schlechte Durchblutung, einen empfindlichen Magen, Verdauungsprobleme … Für eine starke und gut stützende Wirbelsäule, ein kräftiges Becken und einen geschützten Beckenboden muss die Haltungsmuskulatur (Bauch- und Rückenmuskeln) trainiert werden.

Wenn du schon regelmäßig einer sportlichen Aktivität nachgehst und deine Fitness weiter steigern möchtest, ist diese Trainingseinheit wie für dich gemacht!

In dieser Einheit wird der ganze Körper angesprochen, damit trainierst du sowohl deine Bauch- und Rückenmuskulatur als auch Arme und Beine. Achte bei jeder der 10 Übungen auf die richtige Körperhaltung und Bauchatmung (beim Ausatmen das Becken anspannen und den Bauchnabel aktivieren). Denke auch daran, auf der Hälfte und am Ende der Trainingseinheit ausreichend zu trinken. Los geht's!

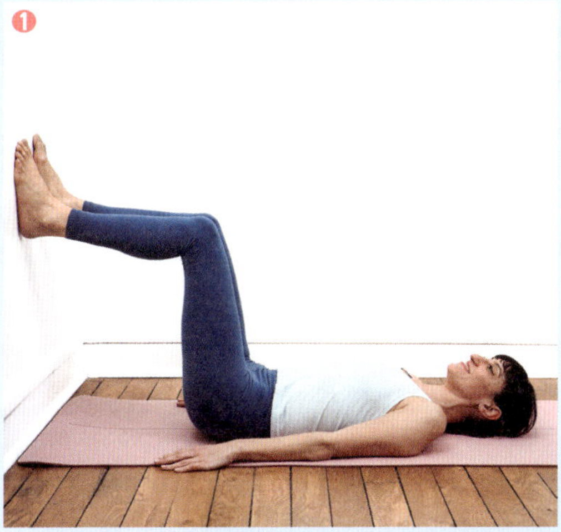

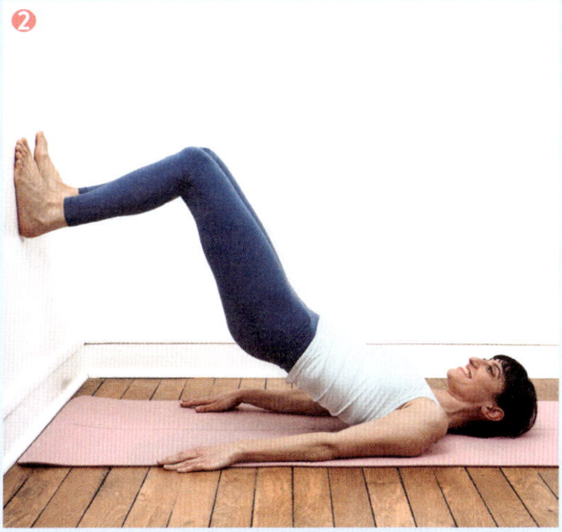

ÜBUNG 1

DIE »EINGEROLLTE BRÜCKE« FÜR EINE BEWEGLICHE WIRBELSÄULE UND ZUR STÄRKUNG DER RÜCKEN- UND BAUCHMUSKULATUR

- Lege dich auf den Rücken, die Füße gegen die Wand gestützt, das Becken mit Abstand zur Wand ❶.
- Einatmen: Hebe dein Becken an und roll dabei den Rücken Wirbel für Wirbel ein. Die Füße bleiben als Stütze an der Wand ❷.
- Ausatmen: Bringe das Becken langsam wieder auf den Boden und rolle dabei den Rücken Wirbel für Wirbel aus.
- Wiederhole die Übung 8 Mal.

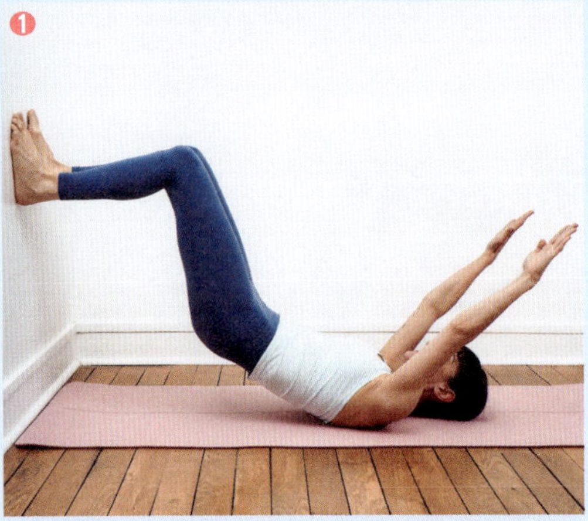

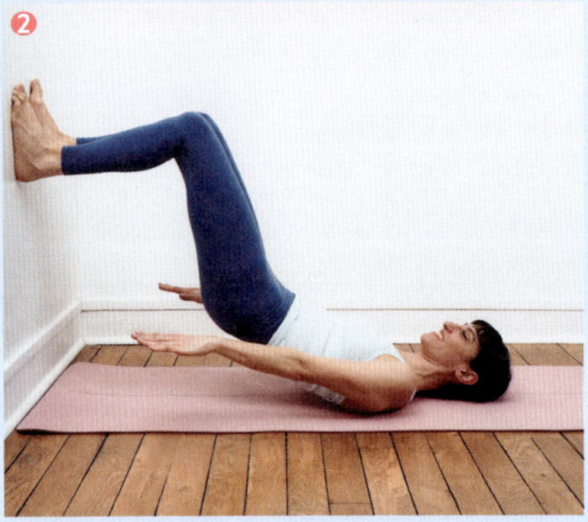

ÜBUNG 2

DIE ANGEHOBENE BRÜCKE MIT ARMPUMPEN ZUR STÄRKUNG DER BAUCHMUSKULATUR SOWIE AKTIVIERUNG DES BIZEPS UND DER SCHULTERN

- Bleibe in der Rückenposition, deine Füße sind gegen die Wand gestützt, und hebe das Becken an. Die Arme liegen ausgestreckt seitlich neben dem Körper auf der Matte, die Handflächen zeigen nach unten.
- Einatmen: Hebe die Arme nach oben zu deinen Ohren und halte dabei das Becken in der Luft ❶.
- Ausatmen: Senke die Arme in Richtung der Knie ab, das Becken bewegt sich dabei nicht ❷.
- Wiederhole die Übung 6 Mal.

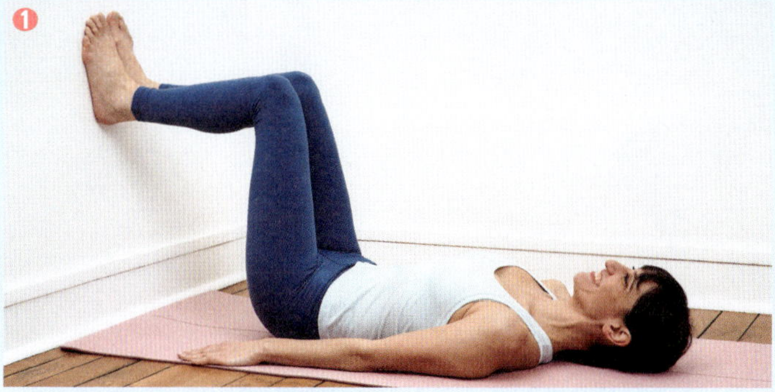

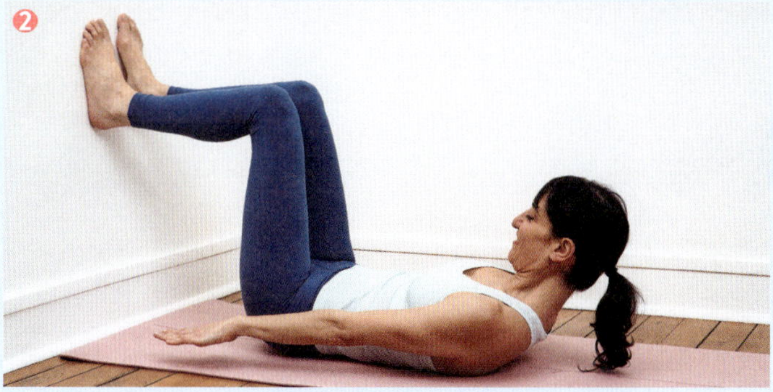

ÜBUNG 3

THE HUNDRED ZUR STÄRKUNG DER BAUCHMUSKULATUR

- Lege dich auf den Rücken, die Beine sind im 90°-Winkel in der Table-Top-Position, die Füße stützen an der Wand ab, die Arme liegen seitlich neben dem Körper, Handflächen nach unten ①.
- Einatmen: Strecke deinen Bauch, bleibe dabei liegen.
- Ausatmen: Rolle den Kopf ein und hebe den Oberkörper an, die Arme knapp über dem Boden ②.
- Einatmen: Führe mit den Armen 5 Pumpbewegungen aus, der Oberkörper bleibt in seiner Position (anregende Einatmung, siehe Seite 20).
- Ausatmen: Führe mit den Armen 5 Pumpbewegungen aus, der Oberkörper bleibt in seiner Position (anregende Ausatmung).
- Wiederhole die Übung mit den 10 Pumpbewegungen 10 Mal (das ergibt 100 Sätze, wie der Name schon andeutet).

❶
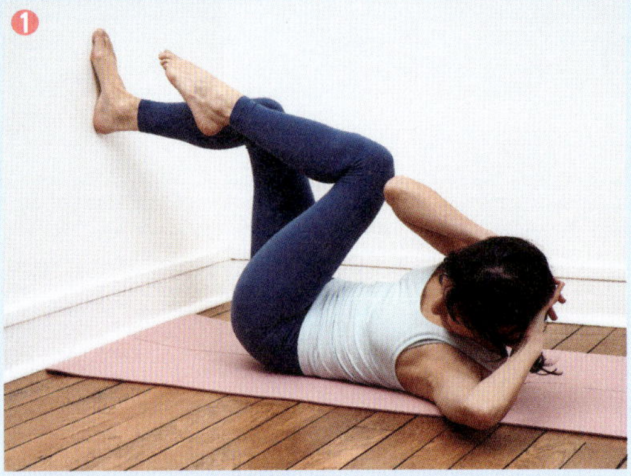

❷
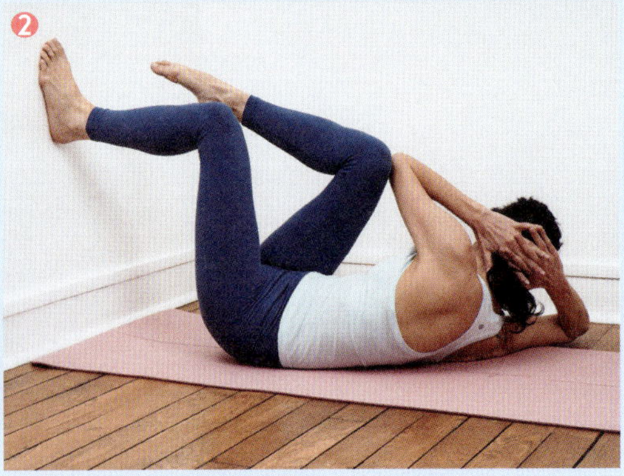

ÜBUNG 4

CRISS CROSS ZUR AKTIVIERUNG DER SCHRÄGEN BAUCHMUSKULATUR

- Lege dich auf den Rücken, die Beine im 90°-Winkel in der Table-Top-Position, die Füße stützen auf der Wand ab. Deine Hände sind im Nacken verschränkt, die Ellbogen zeigen nach außen. Für eine sanftere Variante nur die rechte Hand im Nacken positionieren, der Ellbogen zeigt nach außen, und der linke Arm liegt gestreckt neben dem Körper auf der Matte.
- Bringe den linken Fuß (gepointed) langsam von der Wand und ziehe ihn zu deiner Brust.
- Einatmen: Hebe den Kopf und die Schultern an, die Ellbogen zeigen weiterhin nach außen (sanfte Variante: nur der rechte Ellbogen zeigt nach außen).
- Ausatmen: Bringe den rechten Ellbogen zum linken Knie, roll dabei das Becken aber nicht ein ❶. Einatmen: Bringe den Oberkörper wieder in die Mitte und wiederhole die Bewegung.
- Wiederhole die Übung 8 Mal auf einer Seite, mache eine kurze Pause und führe dann die Übung auf der anderen Seite aus, bring also den linken Ellbogen zum rechten Knie ❷.

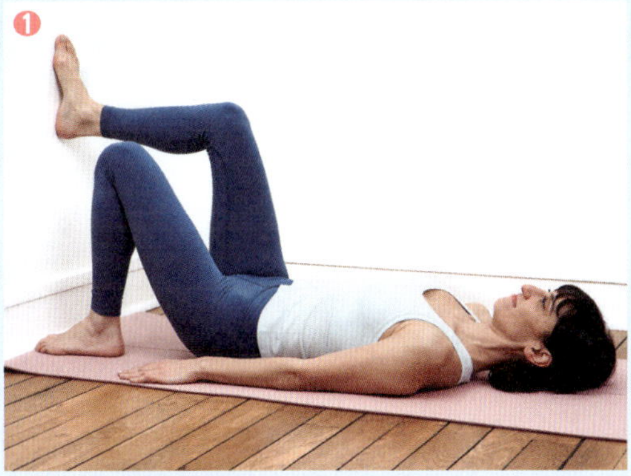

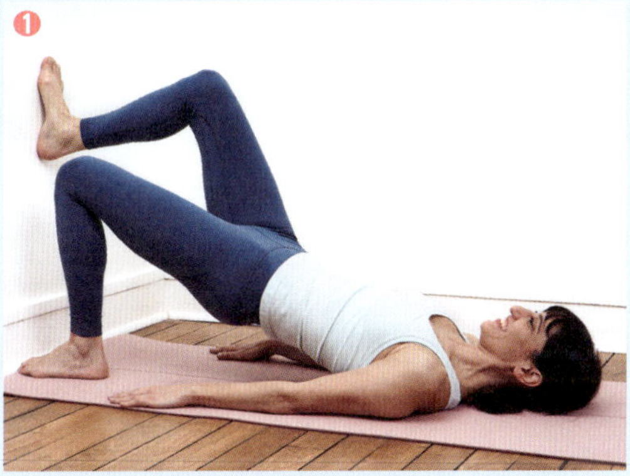

ÜBUNG 5

DIE EINBEINIGE BRÜCKE ZUR AKTIVIERUNG DER GESÄSSMUSKULATUR

- Lege dich mit dem Rücken auf die Matte, das linke Bein steht angewinkelt an der Wand, das rechte Bein ist in Table-Top-Position gegen die Wand gestützt, die Arme liegen seitlich neben dem Körper oder über dem Kopf, Handflächen zeigen nach unten 1.

- Einatmen: Hebe dein Becken mithilfe des linken Beins an, das auf den Boden drückt, und halte dabei den Rücken gerade 2.

- Ausatmen: Bringe das Becken wieder auf den Boden.

- Wiederhole die Übung 6 Mal, wechsle die Beinposition und wiederhole die Übung noch mal.

ÜBUNG 6

DAS FAHRRAD ZUM DIAGONALEN STRECKEN DES BEINS UND DES QUADRIZEPS UND ZUR DEHNUNG DER HINTEREN MUSKELKETTE

- Leg dich mit dem Rücken auf die Matte, deine Beine stützen sich angewinkelt an die Wand ❶. Die Arme liegen seitlich neben dem Körper, Handflächen zeigen nach unten. Hebe das Becken an und strecke das rechte Bein (Fuß ist gepointed) zu deinem Kopf ❷.
- Einatmen: Bringe das gestreckte Bein zur Wand ❸.
- Ausatmen: Winkle das rechte Bein an ❹ und ziehe dein Knie zum Kopf, als würdest du Fahrrad fahren ❺.
- Einatmen: Strecke das Bein wieder aus und wiederhole die Bewegung.
- Wiederhole die Übung 6 Mal, bringe das Becken langsam auf den Boden und wiederhole den Satz mit dem linken Bein. Der Fuß des arbeitenden Beins ist bei der Übung immer gepointed.

1
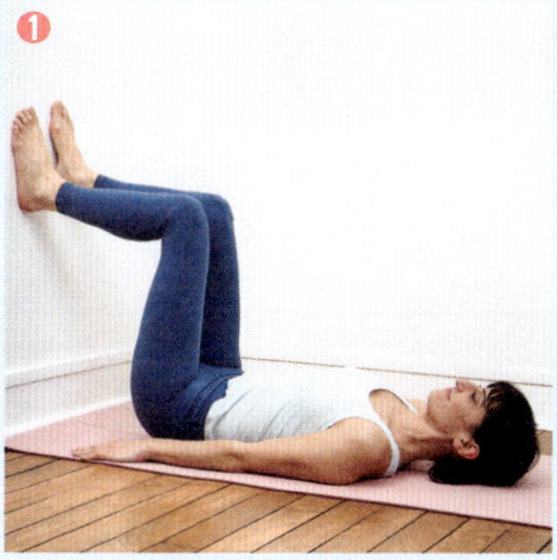

2
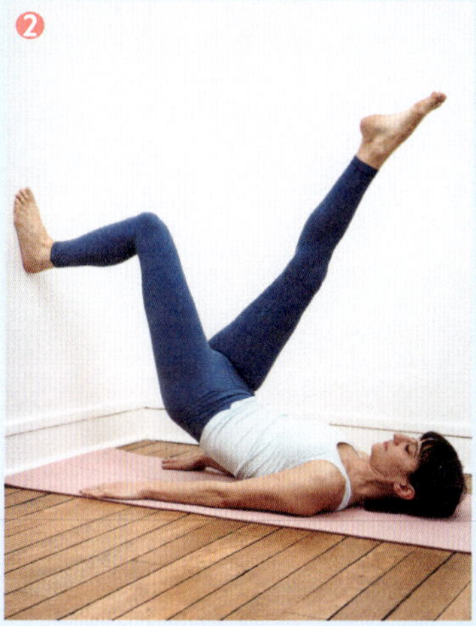

3
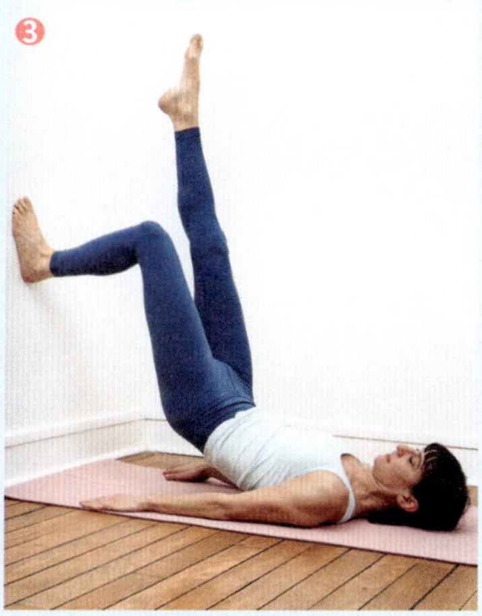

4
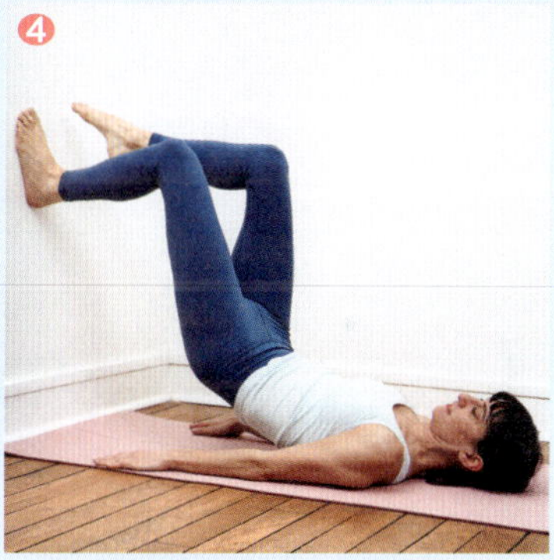

5
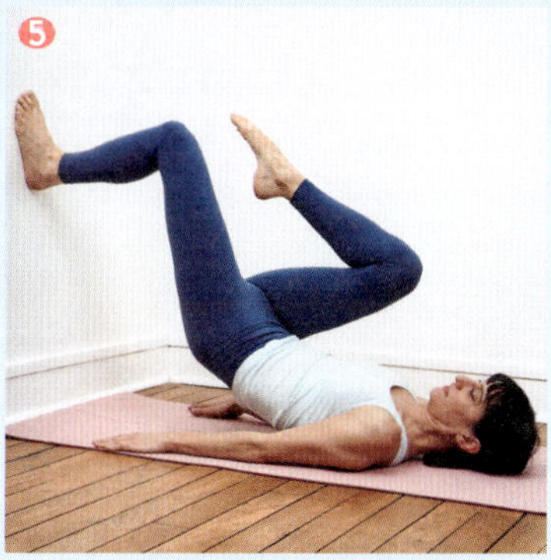

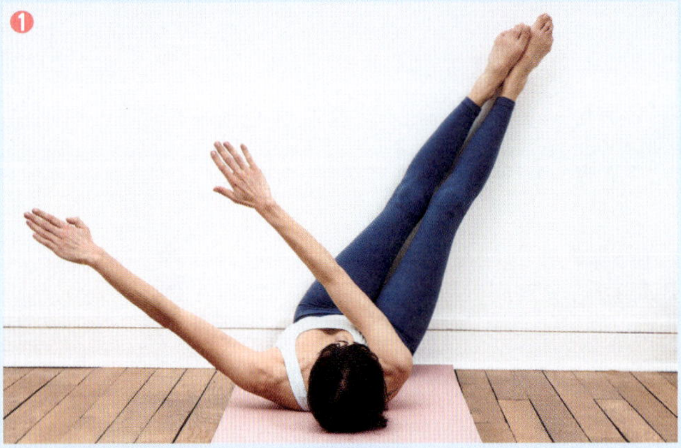

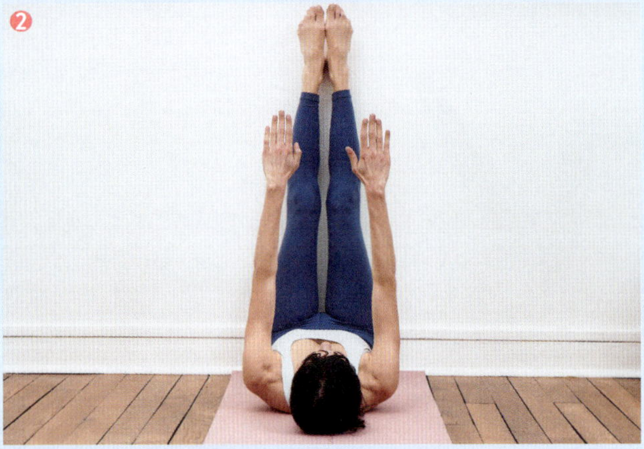

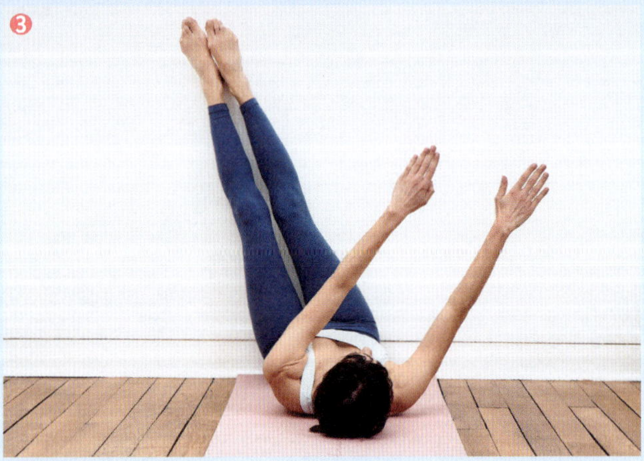

ÜBUNG 7

DAS PENDEL ZUR AKTIVIERUNG DER SCHRÄGEN BAUCHMUSKELN UND STÄRKUNG DER ARME

- Lege dich mit dem Rücken auf die Matte, die Beine sind an die Wand gestreckt, die Arme rechtwinklig zum Boden angehoben ❷.
- Einatmen: Bringe deine Beine entlang der Wand nach rechts, die Füße berühren sich. Bewege dabei gleichzeitig die Arme in die entgegengesetzte Richtung nach links ❶.
- Ausatmen: Bringe die Beine und Arme wieder in die Mitte zurück ❷.
- Einatmen: Bringe die Beine entlang der Wand nach links, die Füße berühren sich. Bewege dabei gleichzeitig die Arme in die entgegengesetzte Richtung nach rechts ❸.
- Ausatmen: Bringe die Beine und Arme wieder in die Mitte zurück ❷.
- Führe die Pendelbewegung 10 Mal schnell und energisch aus.

ÜBUNG 8

LIEGESTÜTZE AN DER WAND ZUR STÄRKUNG DER BAUCH-, RÜCKEN- UND ARMMUSKULATUR

- Lege dich auf den Bauch, die Ellbogen sind auf Schulterhöhe angehoben und gegen die Wand gestützt ❶.
- Einatmen: Strecke die Arme aus und lass dabei das Becken eingerollt ❷ (das Schambein bleibt nach vorne gerichtet, damit die Lendenwirbel im Hohlkreuz nicht zusammengedrückt werden).
- Ausatmen: Bringe die Ellbogen wieder an die Wand.
- Wiederhole die Übung 6 Mal.

1

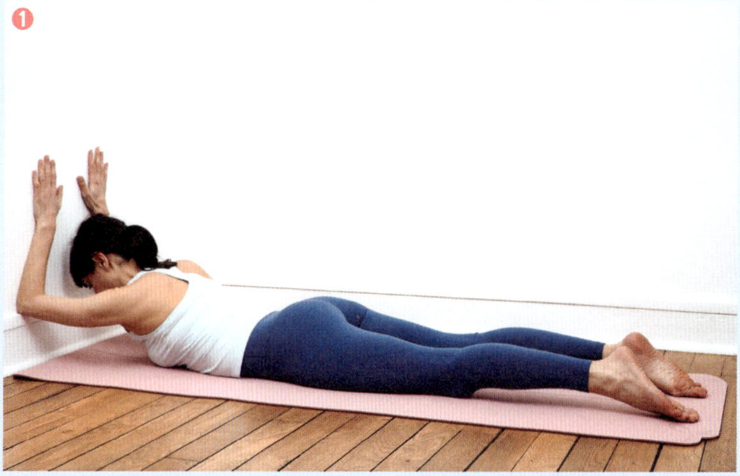

2

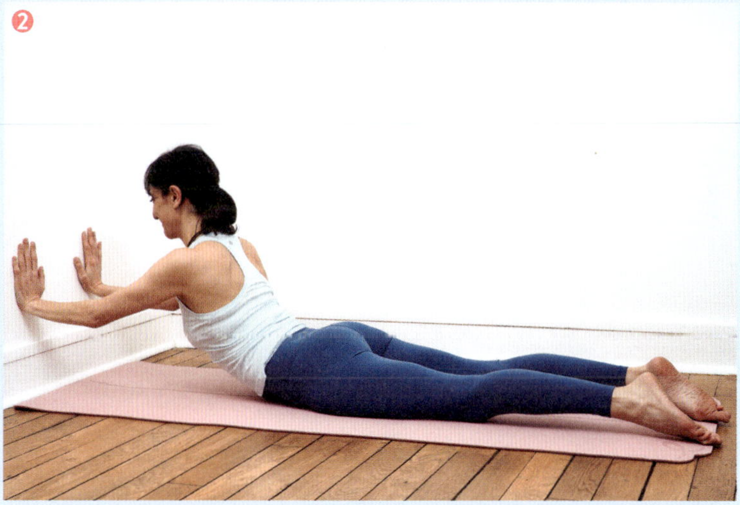

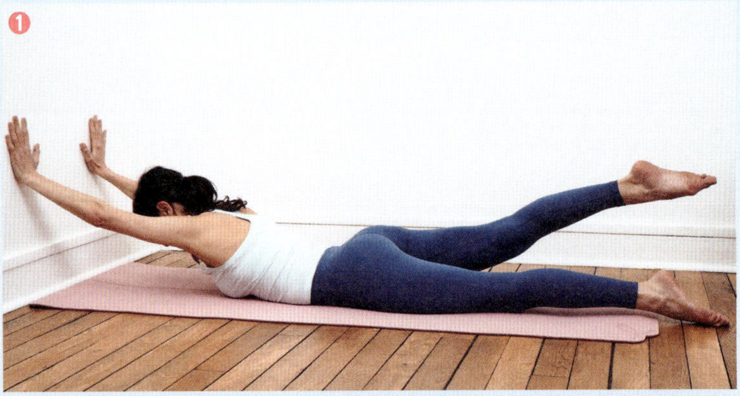
1

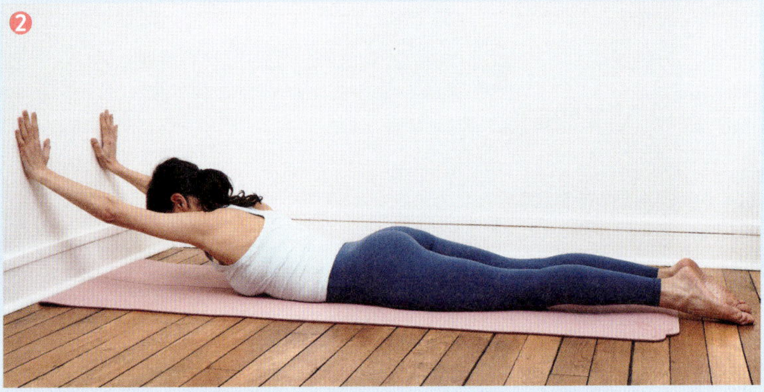
2

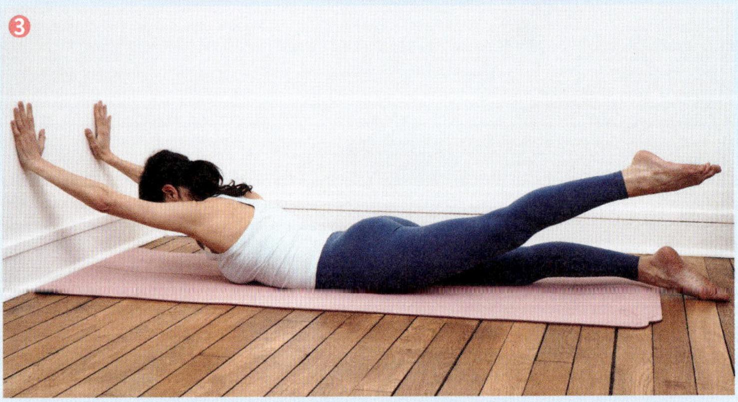
3

ÜBUNG 9

DER SCHWAN ZUR VERLÄNGERUNG DES RÜCKENS UND ZUR AKTIVIERUNG DER HINTEREN MUSKELKETTE

- Leg dich auf den Bauch, das Becken mit Abstand zur Wand, die Hände drücken ausgestreckt gegen die Wand.
- Einatmen: Hebe das rechte Bein ein wenig an ❶.
- Ausatmen: Bringe das Bein langsam wieder auf den Boden ❷.
- Einatmen: Hebe das linke Bein ein wenig an ❸.
- Ausatmen: Bringe das Bein langsam wieder auf den Boden ❷.
- Wiederhole die Übung 6 Mal im Wechsel (3 Mal auf jeder Seite).

Achtung: Dein Becken sollte nach innen gerichtet sein, damit der untere Rücken nicht übermäßig gekrümmt wird.

❶
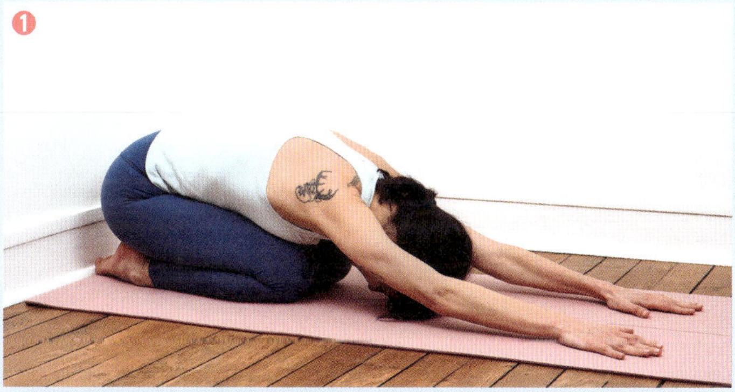

ÜBUNG 10

DEHNUNG IN DER KINDHALTUNG

- Knie dich auf die Matte, senke das Gesäß auf die Fersen ab, der untere Rückenteil ist rund, der Oberkörper ruht auf den Oberschenkeln, die Arme sind nach vorne ausgestreckt ❶. Bleibe für 30 Sekunden bis 1 Minute in dieser Position.

TEIL 4

ERSTELLE DEINEN TRAININGSPLAN

DER BESTE TRAININGSPLAN *für deine Bedürfnisse*

Ich möchte dir hier zwei Pläne vorstellen, zwischen denen du dich je nach deinen Zielen, Zeitplänen, Prioritäten und körperlichen Bedürfnissen entscheiden kannst. Vielleicht hast du sogar Lust, mal beide auszuprobieren – alles ist möglich!

DER EINWÖCHIGE INTENSIVKURS

Dieser einwöchige Trainingsplan ist das Richtige für dich, wenn

- ☐ du super motiviert bist, dich aber nicht für mehrere Monate festlegen möchtest.
- ☐ sich dein Alltag jede Woche oder sogar von Tag zu Tag ändert, weswegen es dir schwerfällt, ihn zu strukturieren.
- ☐ du dir etwas vornimmst und du mit vollem Einsatz dabei bist, aber schnell die Motivation verlierst.
- ☐ du schnelle und deutliche Resultate sehen möchtest.
- ☐ du es jetzt sofort brauchst.
- ☐ du nur schwer länger als eine Woche im Voraus vorplanen kannst.
- ☐ du Herausforderungen liebst!

Wenn du mindestens 4 Aussagen ankreuzen kannst, ist dieses Programm genau das Richtige für dich. Im Folgenden möchte ich dir zwei intensive Trainingsprogramme präsentieren, die du nach deinen Vorstellungen durchlaufen kannst. Selbstverständlich kannst du auch beide kombinieren, das eine schließt das andere nicht aus!

OPTION 1: LEGE DEN FOKUS AUF RÜCKEN UND DEHNUNG

Für wen ist diese Option?

- Du hast oft Rücken- oder Nackenschmerzen und eine schwache Körperspannung.
- Dein Körper fühlt sich bei alltäglichen Bewegungen steif an und du möchtest ihn gerne lockern.
- Deine Haltung ist nicht gesund, dein Körper eingesackt. Du möchtest deinen Rücken strecken und nebenbei ein paar Zentimeter »wachsen«.

OPTION 2: LEGE DEN FOKUS AUF BAUCH UND KÖRPERSPANNUNG

Für wen ist diese Option?

- Du fühlst dich mollig und sehnst dich nach einem muskulöseren Körper.
- Du wirst die Schwangerschaftspfunde nicht mehr los, besonders diesen süßen, aber lästigen kleinen Unterbauch.
- Du möchtest nach einer längeren Zeit ohne sportliche Betätigung wieder fit werden.
- Du hast Schlafprobleme und willst Sport treiben, um die Spannungen aus dem Alltag abzubauen.

PLANE DEINE ZEIT

Sechs Tage in der Woche, von Montag bis Samstag, nimmst du dir Zeit für eine Trainingseinheit. Lege ein Zeitfenster fest und halte dich daran, damit sich dein Körper daran gewöhnen kann: z. B. morgens, mittags, am späten Nachmittag oder abends – das bleibt ganz dir überlassen und richtet sich nach deinem Tagesablauf und deinem natürlichen Biorhythmus.

- Entscheide dich nicht für den Morgen, wenn dir das Aufstehen ohnehin schon schwerfällt und du eine getaktete Routine hast. Umgekehrt solltest du dich aber auch nicht für den Abend entscheiden, wenn du ab 21 Uhr müde wirst und es dir Mühe macht, dich körperlich zu betätigen. Dein Gehirn ist nicht dafür konditioniert und das ist völlig in Ordnung.

- Sobald du ein passendes Zeitfenster gefunden hast, suchst du dir eine Woche aus (und natürlich nicht erst in 3 Monaten ...). Starte an einem Montag und ende an einem Samstag, oder Sonntag, falls in der Woche eine Einheit ausgefallen ist. Du darfst dir also einen »faulen Tag« pro Woche genehmigen!

- Während des sechstägigen Trainings entwickelst du eine Routine aus 4 Mal derselben Einheit und 2 verschiedenen Einheiten im Wechsel. Es ist wichtig, dass du dieselbe Einheit wiederholst, damit die Übungen immer besser sitzen und immer mehr in der Tiefe wirken.

NEUE GEWOHNHEITEN ETABLIEREN?

Wie lange es dauert, neue Gewohnheiten zu entwickeln, kann von Person zu Person unterschiedlich sein und hängt von verschiedenen Faktoren wie der Übungsfrequenz und der persönlichen Motivation (und natürlich der Verfügbarkeit) ab.

Man geht davon aus, dass es etwa 21 Tage braucht, eine neue Gewohnheit zu entwickeln. Die Schlüssel sind Geduld und eine konsequente Umsetzung. Aber auch die Verdeutlichung deiner Wünsche, um dein Ziel zu erreichen. Mithilfe regelmäßiger Wiederholungen, von Motivation und einer angenehmen Umgebung lassen sich die Trainingseinheiten leichter umsetzen und ermöglichen eine echte Veränderung in Kopf und Körper!

	MONTAG	DIENSTAG	MITTWOCH	DONNERSTAG	FREITAG	SAMSTAG	SONNTAG
Vormittag							
Mittag							
später Nachmittag							
Abend							

TRAININGSPLAN OPTION 1: FOKUS RÜCKEN

- TAG 1: **Rückentraining**
  (10 Übungen für einen starken Rücken, S. 42 bis 53)
- TAG 2: **Rückentraining**
  (10 Übungen für einen starken Rücken)
- TAG 3: **Dehneinheit**
  (10 Übungen für mehr Flexibilität, S. 83 bis 97)
- TAG 4: **Rückentraining**
  (10 Übungen für einen starken Rücken)
- TAG 5: **Krafttraining**
  (10 Übungen für einen rundum fitten Körper, S. 99 bis 111)
- TAG 6: **Rückentraining**
  (10 Übungen für einen starken Rücken)

	MONTAG	DIENSTAG	MITTWOCH	DONNERSTAG	FREITAG	SAMSTAG	SONNTAG
Vormittag							
Mittag							
später Nachmittag							
Abend							

TRAININGSPLAN OPTION 2: FOKUS FLACHER BAUCH

- TAG 1: **Bauchmuskeltraining**
  (10 Übungen für einen flachen Bauch, S. 56 bis 69)
- TAG 2: **Bauchmuskeltraining**
  (10 Übungen für einen flachen Bauch)
- TAG 3: **Bein- und Potraining**
  (10 Übungen für straffe Oberschenkel und einen knackigen Po, S. 71 bis 79)
- TAG 4: **Bauchmuskeltraining**
  (10 Übungen für einen flachen Bauch)
- TAG 5: **Krafttraining**
  (10 Übungen für einen rundum fitten Körper, S. 99 bis 111)
- TAG 6: **Bauchmuskeltraining**
  (10 Übungen für einen flachen Bauch)

Trainingsprogramm »21-TAGE-CHALLENGE«

DIE »21-TAGE-CHALLENGE« IST DAS RICHTIGE FÜR DICH, WENN

☐ du Zeit brauchst, um neue Gewohnheiten zu etablieren.

☐ dein Alltag streng durchgetaktet ist.

☐ dein Körper und dein Kopf einen frischen Start brauchen.

☐ du lieber tiefenwirksam und nachhaltig trainierst.

☐ du eine gewisse Routine magst.

☐ du dich auf etwas festlegst, und dich dann daran hältst und mit vollem Einsatz dabei bist.

☐ es dir schwerfällt, dir Zeit für dich selbst zu nehmen. Du brauchst einen Raum, der allein für dich reserviert ist und in den du dich zurückziehen kannst.

Wenn du mindestens 4 Aussagen ankreuzen kannst, ist dieses Programm genau das Richtige für dich.

Ich biete dir ein umfassendes Programm für die nächsten 3 Wochen mit 3 Trainingseinheiten pro Woche. Die Übungen sind für alle Menschen geeignet, unabhängig von Alter, Fitnesslevel oder körperlichen Vorbelastungen. In 9 Einheiten wirst du Fortschritte erzielen und von langfristigen Effekten profitieren. Wir fangen sanft an und steigern die Intensität mit jeder Einheit.

LEGE DEN FOKUS AUF EIN GANZHEITLICHES TRAINING, UM DEINEN KÖRPER ZU FORMEN

Für wen ist diese Option?

- Du brauchst eine körperliche Betätigung, die es dir ermöglicht, dich in deinem Körper freier zu bewegen.
- Du brauchst ein Ventil für potenziellen Alltagsstress.
- Du möchtest gesünder leben und neue Gewohnheiten etablieren.
- Du hast einfach Lust, etwas Neues auszuprobieren.

Plane deine Zeit

Lege einen Tag und eine Uhrzeit fest, an die du dich hältst. Jede Einheit dauert zwischen 20 und 30 Minuten. In der 3. Woche werden zwei Einheiten kombiniert, dafür solltest du rund 45 Minuten einplanen. Beispiel: Dienstagmittag, Donnerstagabend und Samstagvormittag oder Montagvormittag, Mittwochvormittag und Freitagvormittag. Verteile die Einheiten möglichst gleichmäßig auf die sieben Wochentage. Wenn es sich nicht anders einrichten lässt oder du lieber mehrere Einheiten zusammenlegen möchtest, kannst du sie auch aneinanderreihen. Beispiel: Freitagmorgen, Samstagmorgen und Sonntagmorgen. Plane einfach so, wie es für dich und in deinen Alltag am besten passt. Das Wichtigste ist, dass du die gleichen Termine über die 3 Wochen einhalten kannst. Richte dich dabei auch nach deinem natürlichen Biorhythmus, wenn du tendenziell eher eine Eule oder eine Lerche bist.

TRAININGSPLAN

Woche 1: Fokus »Körper vorbereiten«

- EINHEIT 1: **Rückentraining**
  (10 Übungen für einen starken Rücken)
- EINHEIT 2: **Bauchmuskeltraining**
  (10 Übungen für einen flachen Bauch)
- EINHEIT 3: **Dehneinheit**
  (10 Übungen für mehr Flexibilität)

Woche 2: Fokus »Tiefenmuskulatur aufbauen«

- EINHEIT 1: **Bein- und Potraining**
  (10 Übungen für straffe Oberschenkel und einen knackigen Po)
- EINHEIT 2: **Bauchmuskeltraining**
  (10 Übungen für einen flachen Bauch)
- EINHEIT 3: **Krafttraining**
  (10 Übungen für einen rundum fitten Körper)

Woche 3: Fokus »Intensität steigern«

- EINHEIT 1: **Rückentraining**
  (10 Übungen für einen starken Rücken) +
  Bauchmuskeltraining
  (10 Übungen für einen flachen Bauch)
- EINHEIT 2: **Bein- und Potraining**
  (10 Übungen für straffe Oberschenkel und einen knackigen Po) +
  Dehneinheit
  (10 Übungen für mehr Flexibilität)
- EINHEIT 3: **Krafttraining**
  (10 Übungen für einen rundum fitten Körper) +
  Dehneinheit
  (10 Übungen für mehr Flexibilität)

	MONTAG	DIENSTAG	MITTWOCH	DONNERSTAG	FREITAG	SAMSTAG	SONNTAG
Vormittag							
Mittag							
später Nachmittag							
Abend							

FAZIT

Du hast nun einen neuen Körper, der muskulöser und geschmeidiger ist – herzlichen Glückwunsch!

Du hast es geschafft, dir Zeit für dich zu nehmen, hast eine neue Trainingsmethode gelernt und bist durch das Strecken der Wirbelsäule vielleicht sogar ein paar Zentimeter gewachsen. Dein Beckenboden ist gestärkt und deine tiefe Bauchmuskulatur kennst du nur zu gut, sodass du nun völlig selbstständig trainieren kannst.

Bravo, gut gemacht, du hast diesen großen Schritt gewagt, und dein Körper ist dir dafür dankbar. Achte auch weiterhin gut auf ihn!

Du kannst dieses Buch jederzeit wieder zur Hand nehmen, wenn du Lust oder den Bedarf hast, immer mal wieder ein paar Übungen oder Trainingseinheiten aufzufrischen. Und vergiss nicht, regelmäßige Wiederholung heißt das Zauberwort, um in Form zu bleiben!

IMPRESSUM

1. Auflage © 2024 by Südwest Verlag,
einem Unternehmen der Penguin Random House Verlagsgruppe GmbH,
Neumarkter Straße 28, 81637 München

Die Originalausgabe erschien 2024 unter dem Titel » Je m'initie au pilates au mur«,
© Larousse 2024

Projektleitung: Philipp Christ
Textredaktion und Korrektorat: Claudia Fritzsche
Übersetzung: Sophie Gamel
Texte: © Émilie Yana
Grafikdesign und Layout: Claire Morel Fatio
Herausgeber der Originalausgabe: Isabelle Jeuge-Maynart und Ghislaine Stora
Redaktionelle Leitung der Originalausgabe: Émilie Franc und Julie Martin.
Redaktion der Originalausgabe: Laure Sérullaz
Künstlerische Leitung der Originalausgabe: Géraldine Lamy
Titelbild: Claire Simonet

Bildnachweis
Fotos: © Emmanuelle Levesque
© Claire Morel Fatio, Zeichnungen auf S. 13 und 23
© Shutterstock, S. 36, 37 und Motive

Satz: Uhl + Massopust, Aalen

Herstellung: Timo Wenda

Druck und Bindung: Pixartprinting, Lavis
Printed in Italy

MIX
Papier | Fördert gute Waldnutzung
FSC® C147178

Penguin Random House Verlagsgruppe FSC® N001967

ISBN 978-3-517-10360-0

www.suedwest-verlag.de